自分を生ききる

日本のがん治療と死生観

中川恵一×養老孟司

小学館

はじめに

がんが増えています。10年後には、２人に１人ががんで死亡すると予想されています。がんは高齢者ほど発生しやすいため、高齢化が進むほど多くなるからです。高齢化社会では、手術か抗がん剤などの、体に負担の大きな治療はむずかしくなり、症状をうまく緩和しながら、できるだけがんと共存していくことが大事になってきます。

しかし、現実には、まだまだ無意味な抗がん治療と、激しい痛みを伴う無惨な死が少なくありません。

がん治療の進歩によって、がんに罹患《りかん》した方の半数以上が治癒《ちゆ》できるようになりました。しかし、いまだ半数近くの方が、がんで命を落としています。がんという疾患の本質なのですが、初回治療が成功しなかった患者さんは、数か月から数年で、大半が激しい痛みを経験しながら死亡することがほとんどです。

本来なら、こうした非治癒患者こそが、適切な医療を必要とするはずですが、これまで、日本のがん治療医は、初回治療での成功（治癒）率を高めることに専念してきたといえます。とくに、がん治療の成否は、初回治療で決まるといえるので、がん治療専門医は、5年生存率の数字を少しでも高くしようとしのぎを削ってきました。まさに、「勝ち負け」重視の医療です。反面、体や心に痛みを抱えながら、数か月から数年の後に命を落とす非治癒患者さんは、「負け犬」同様の、肩身の狭い思いをしているのが現状です。しかし、死の脅威に直面した患者さんにこそ、最高の医療が提供されるべきです。

欧米では、治癒できないがんを持つ患者さん、痛みなどの症状を持つ患者さんの、全人的な苦しみを和らげることを主眼として、「緩和ケア」あるいは「ホスピスケア」の考え方が確立しています。これは、中世ヨーロッパにおいて、キリスト教の精神から、巡礼者、病人、貧窮者を救済したhospitium（ホテル、ホスピタルの語源）に起源を持ちます。

がんの痛みは強烈です。

一方、日本人には、痛みは、がまんしたほうがよい、そのほうが病気がよくなる、という意識がたしかにあります。しかし、痛みから解放されたほうが、延命の効果が得られるのです。がんの痛みを和らげることは、「緩和医療」の最も重要な役割ですが、その基本は、モルヒネあるいは類似薬物（オピオイド）を薬として飲む方法です。モルヒネと聞くと、中毒など、悪いイメージがあるようですが、口から飲む分には、安全な方法です。このオピオイドの使用量（国民1人あたり）が、日本は米国のなんと20分の1程度です。

不幸中の幸いではありますが、がんが治らないとわかっても、死を迎えるまで数か月から2年程度の猶予《ゆうよ》があるのが普通です。この貴重な時間を、痛みをがまんすることにだけ使ってよいはずはないでしょう。

人生の時間が無限に続くとする錯覚が現代日本人には蔓延《まんえん》しているように思えます。限りある命を大切にして、いまある時間を大事に生きることを考えていきたいと思います。本書を通して、皆様の人生が素敵なものになることを願います。

中川恵一

目次

第1部

がんと日本人

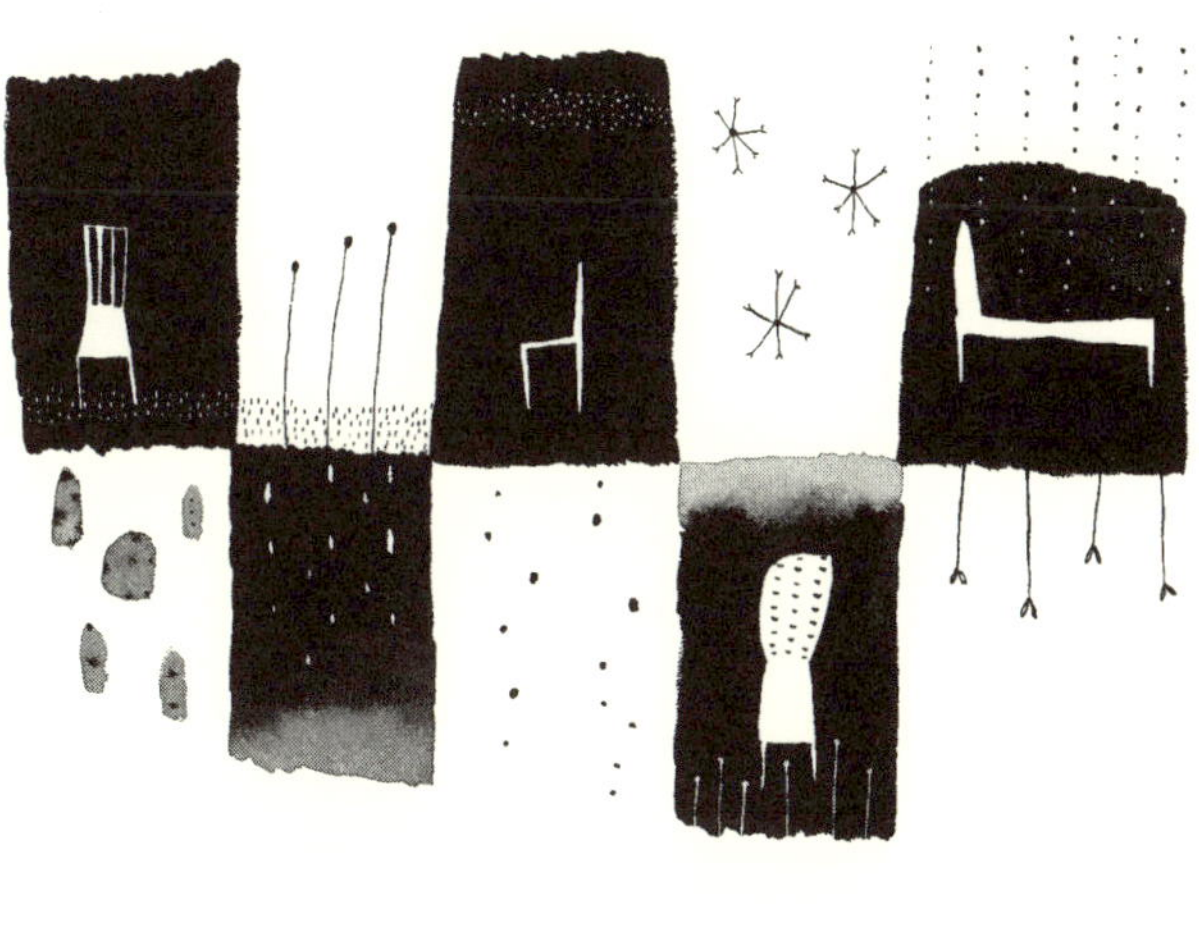

がんが増えています。
10年後には2人に1人が、がんで死亡

がん患者が急増しています。現在、日本のがん患者は全体で３００万人で、毎年新たに52万人ががんになっているといわれます。さらに、２０１５年には、全体で５３３万人、新規で80万人ががんにかかると予測されています。左ページ上の図のように、がんの死亡率も急増しており、いまや日本人の２人に１人ががんにかかり、３人に１人ががんで亡くなっています（２００２年での、日本の年間死亡数は、98万２３７１人、そのうち、がんで死亡した方は、30万４２８６人）。これが、２０１５年には、３人に２人ががんにかかり、２人に１人近くががんで死亡することになります。

１つの病気で、これだけ死亡することは、世界史的にも未曾有《みぞう》のことで、まさに、がんは「国民の敵」といえます。

●死亡率の推移（1947～2002年）

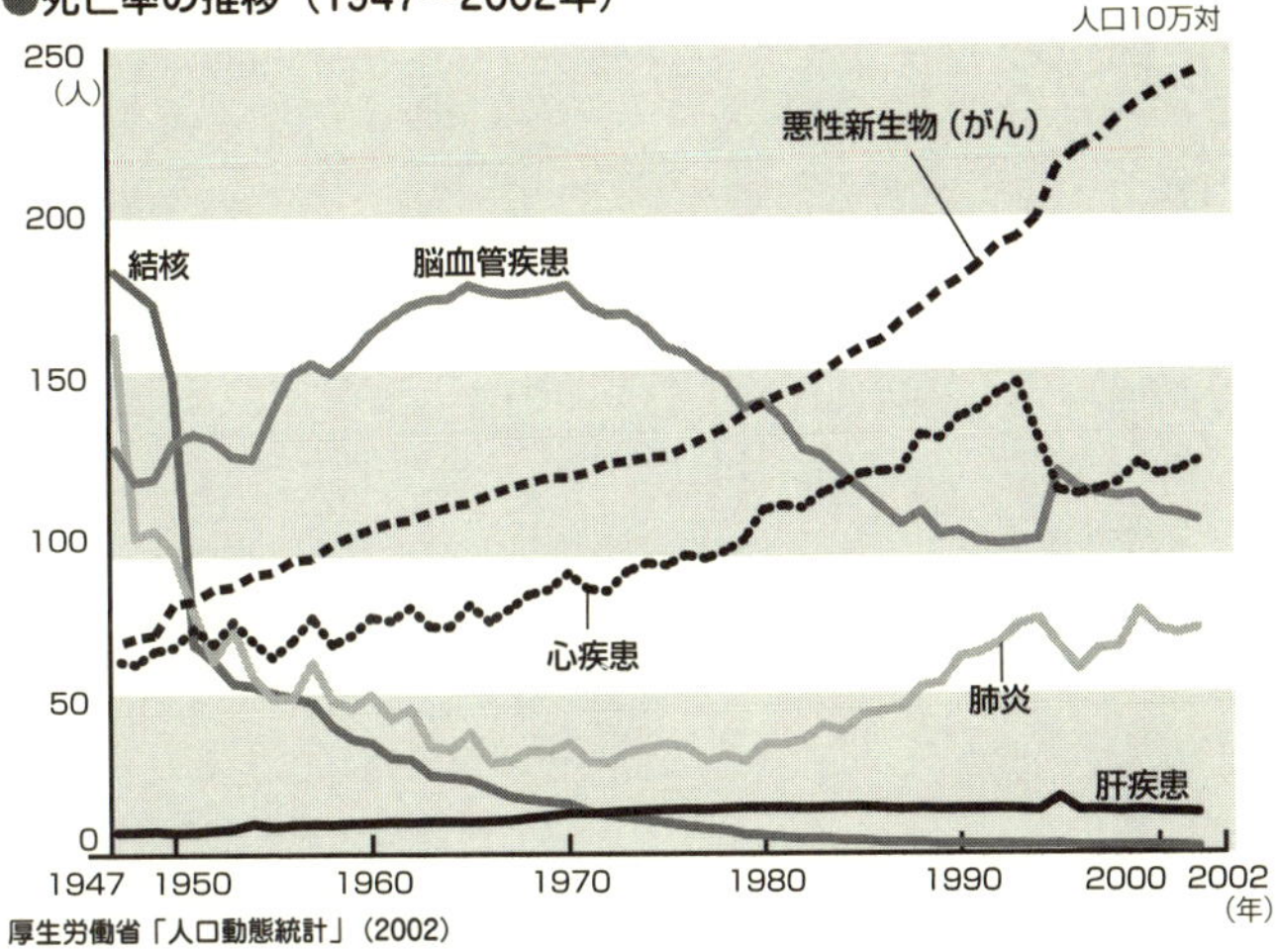

厚生労働省「人口動態統計」（2002）

●年齢別がん死亡率（2001年）

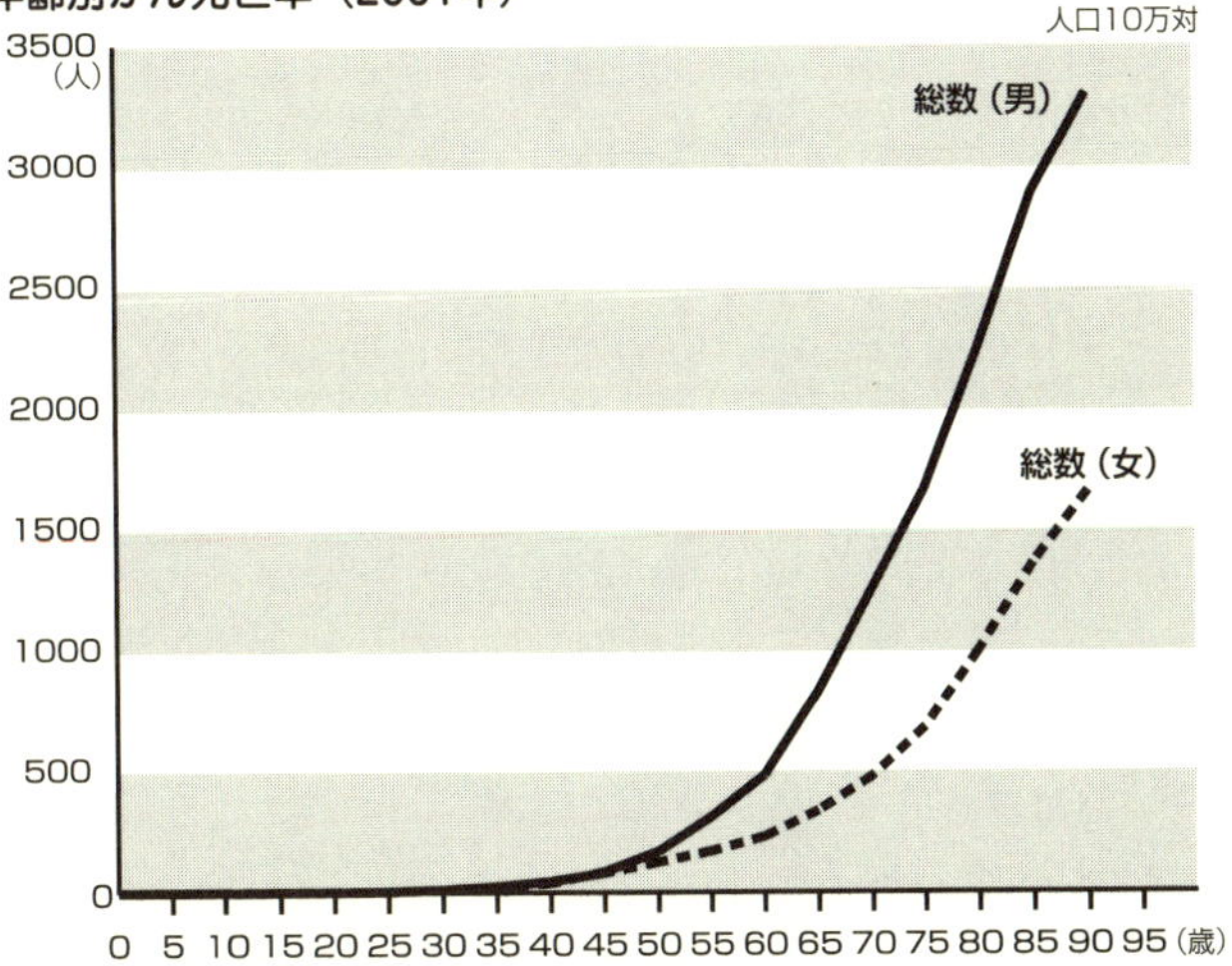

厚生労働省「人口動態統計」（2002）

この背景には、急速に進む高齢化があります。がんは、細胞分裂での間違いといえるため、寿命が長くなると、間違いを犯すチャンスが増えます。前ページ下の図のように、年齢とともにがんによる死亡率は急激にふえていきます。あとでくわしく述べますが、がんは細胞分裂の段階でＤＮＡを正しく複製できないことによる遺伝子の突然変異が重なってできたものです。これを細胞分裂のミスと考えると、年齢とともに、がんが増える理由がわかります。人間（の細胞）のやることですから、長く生きていると、いつかはミスをしてしまい、がんになるというわけです。

ミスをする確率は同じでも、長く生きているとミスをする機会が増えます。これは、同じ打率でも、打席数が増えれば、ヒットの数が増えるのと同じです。日本人にがんが増えているのは、裏を返せば、がんができるほど長生きするようになった、ともいえるのです。この意味では、がんは老化の一部ともいえるかもしれません。あるいは、人間もしくは細胞の「業《ごう》」といえるものかもしれません。

がんは社会とともに変わる病気。食生活の欧米化により、乳がん、前立腺がんなどが増加

がんは細胞の核の中にある遺伝子（ＤＮＡ）が傷ついて起こる病気です。もともとは、がんを患《わずら》う本人の細胞ですが、遺伝子がおかしくなっており、自分の細胞であるとも、そうでないともいえる奇妙な存在です。

１人の体の中にはおおよそ60兆個の細胞がありますが、卵子と精子が受精してできた受精卵が、細胞分裂を繰り返して、脳、肺、胃腸などの臓器を形作ります。その後、細胞は必要なときだけ分裂し、必要な分だけ増えると分裂を止めます。それぞれの細胞は、周囲の細胞と調和しながら、それぞれの役目を果たします。しかし、このがん細胞は、勝手気ままに増殖を続け、体のあちこちに転移して、体が必要とする栄養をどんどん奪い取ってしまい、人間を死に至らしめます。

細胞が分裂するときには、元のＤＮＡを2倍に複製して、新しい2つの細胞に振り分けますが、複製のときに間違いを起こすことがあります。これを突然変異といいます。こうした細胞は多くの場合、死滅しますが、特定の遺伝子に複製ミスがあると、細胞は止めどもなく分裂を繰り返すことになります。

遺伝子に突然変異を与える原因（発がん物質）には、紫外線、ウイルス、炎症などさまざまなものがあります。また、直接には変異を与えませんが、発がん物質に、変異を起こさせやすい環境を与えるものもあります。

たとえば、塩分の多い食事によって、胃の粘膜の細胞に突然変異が起きやすくなります。脂肪の多い食事では、大腸の粘膜の細胞に突然変異が起きやすくなります。近年、塩分と食物繊維が多く、脂肪は少ない和食型から、高脂肪で高カロリーの洋食型の食事に大きく変化しています。これによって、胃がんは減り、乳がん、前立腺《ぜんりつせん》がん、大腸がん、子宮体《しきゅうたい》がんなどの欧米型のがんが増えています。

また、親の代からある特定のがんに関連する遺伝子が変異していて、がんが発生する場合もありますが、例外であり、がんは遺伝する病気ではない、と考えることができます。

日常生活に気をつければ、ある程度がんを防ぐことが可能です。たとえばバランスのとれた食事は、がんの予防に効果的です。とくに、タバコはがんの原因の3割程度を占めるもので、がん予防に禁煙はいちばん大事です。

とくに若い方の喫煙は危険で、20歳未満で喫煙を開始した人は、吸わない人の約6倍も肺がんによる死亡率が高くなります。

ただし、どんなに注意をしても、遺伝子の傷は完全には避けられません。社会や医療環境が良くなって、寿命が長くなれば、それだけ、遺伝子が突然変異を起こす機会も増えます。これが、急速に進む高齢化によって、がんが急増している理由です。

冷蔵庫の普及によって、
日本人の胃がんは急激に減少

がんは、社会と密接に関係しています。どんながんが多いかは、国や時代によって千差万別です。わが国の、１９９９年のがんの罹患率《りかん》（その年に新たにがんにかかった人数の割合）をみると、男性では、胃がんが最も多く（23％）、次いで肺がん（15％）、大腸がん（12％）、肝臓がん（9％）の順。女性では、乳がん（16％）、胃がん（15％）、大腸がん（12％）、子宮がん（8％）、肺がん（8％）の順です（厚生労働省がん研究助成金による「地域がん登録」研究班の推計値）。

がんの死亡数（その年にがんで亡くなった人数）は、年々増えていますが、２００1年の時点で、男性では、肺がん（22％）、胃がん（18％）、肝臓がん（13％）、大腸がん（12％）の順。女性では、胃がん（22％）、大腸がん（14％）、肺がん（13％）、肝臓

●日本でのがんの罹患率と死亡の割合（全部位に占める割合）

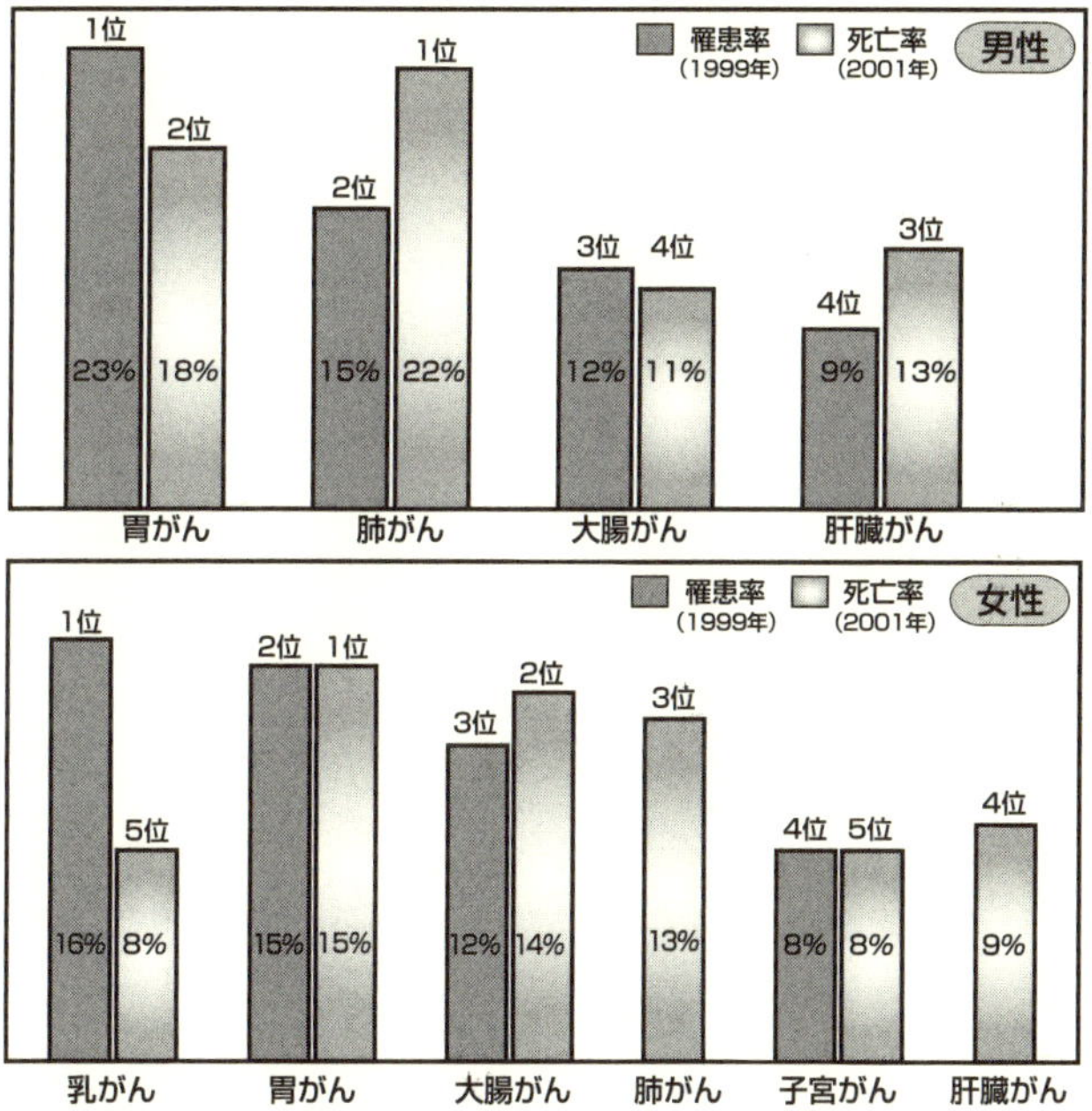

死亡率／厚生労働省「人口動態統計」（2002）
罹患率／厚生労働省がん研究助成金による「地域がん登録」研究班の推計値（2004）

がん（９％）、乳がん（８％）の順になります（厚生労働省「人口動態統計」）。がんの罹患率と死亡率の順位が違うのは、がんの種類によって、治りやすさが違うためです。たとえば、乳がんは治りやすいので、その年にかかった人数が多くても、死亡数は少なくなり、肺がんでは、逆のことが起こっています。

性別でみると、２００１年での男性のがん死亡は、女性の１・５倍強と、がんは男性優位の病気です。タバコやお酒の影響があるかもしれません。

また、日本のがんの特徴に、胃がんが多いことがあげられます。男性では、罹患率のトップ、死亡率の2位。女性でも、罹患率2位、死亡率トップです。一方、欧米では、現在、胃がんは非常にめずらしいがんになっています。しかし、米国でも、１９５０年代までは、胃がんが死亡率のトップでした。

そして、実は、日本でも、米国のあとを追うように、胃がんは、急激に減っているのです。この原因はなんでしょうか。決め手は、なんと、冷蔵庫です。胃がんのリスクを高める要因は、塩分の多い食品で、塩分濃度が高いと胃粘膜の障害や炎症などを起こし、がんを起こしやすくなると考えられています。

一方、胃がんの発生を予防するものとしては、新鮮な野菜や果物の摂取があげられます。胃がん罹患率は世界的にみて減少していますが、これは電気冷蔵庫の普及が大きく貢献したといわれています。塩づけにした食品に代わり、新鮮な野菜や果物をたくさんとれるようになったことが原因なのです。生活の近代化によって、がんの種類が変わるという点では、米国のがんが世界最先端なのかもしれません。

米国の統計では、２００５年の推計で、がんの罹患率を見ると、男性では、前立腺がんが33％で第1位。これに肺がん（13％）、大腸がん（10％）、腎臓膀胱《ぼうこう》がん（７％）が続きます。女性では、乳がんが32％で第1位。肺がん（12％）、大腸がん（11％）、子宮体がん（６％）が続きます。

同じく、米国の２００５年の推計のがん死亡率では、男性では、肺がんによる死亡が最も多く31％。これに、前立腺がん（10％）、大腸がん（10％）、膵臓《すいぞう》がん（５％）が続きます。女性でも、肺がんが27％で第1位、乳がん（15％）、大腸がん（10％）、卵巣《らんそう》がん（6％）となります（American Cancer Society,2005）。日本と比べて、米国では、男女とも肺がんが多い他、男性では、前立腺がん、女性では、乳がんが多い点が特徴です。これは、動物性脂肪のとりすぎが原因です。しかし、日本でも、食生活の欧米化にともなって、前立腺がん、乳がんが増えています。日本のがんは、胃がんに代表される途上国型のがんから、欧米型のがんに急速に移行しているのです。

また、日本では、がんが増え続けていますが、米国では減少に転じています。これは、米政府による近年のがんキャンペーンの効果が大きいと考えられています。

がんは、市民の生活に根付いた病気でもあるのです。日本人の食生活が、食物繊維が豊富で、塩分が多いけれど脂肪が少ない「和食型」から、食物繊維が少ない、脂肪の多い「洋食型」にシフトしていますので、いずれ、肺がん、前立腺がん、乳がん、大腸がんなどが増えてくるでしょう。

がんの治療は、最初が勝負どころ。「敗者復活」がありません

がんは不思議な病気です。「がんにかかる」といいますが、もとは自分の細胞です。通常、私たちの体は、外から自分以外の細胞がやってくると、免疫《めんえき》の仕組みで、その細胞は殺されてしまいます。しかし、がん細胞は、もともと自分の細胞の性質も持っているために、異物として認識されません。

がん細胞は、「自分であって、自分でない」という奇妙な性質ゆえ、体の中にはびこることになるのです。がん細胞は、遺伝子にいくつかの突然変異が起こるとできますが、突然変異の数が多くなると、どんどん細胞分裂が盛んになっていきます。早期のがんのほうが、進行したがんより「たち」がいいといえます。

そして、がんが発生した臓器から、血液の中に侵入して、他の臓器に転移しながら、

体が必要とする栄養をどんどん奪い取ってしまい、その人を死に至らしめます。そのときには、がん細胞も生きてはいけませんので、がんはあまり賢いとはいえません。むしろ、自分で自分をコントロールできない、「暴走機関車」といえるでしょう。

がんは、転移するようになると、手がつけられません。転移してしまったがんは、基本的に治癒《ちゆ》できません。ちなみに、がんの治癒とは、治療のあと5年経っても、再発していない状態を指します。5年生存率が治癒率と同義として使われます。

ただし、乳がん、前立腺がんなどの、進行がゆるやかながんは、5年後にも再発することがあり、10年生存率が使われます。乳がんなどは、治療後20年して再発することもめずらしくありません。

治りやすいがんは、いつまでも再発のリスクのあるタイプでもあります。また、最初の治療に失敗して、がんが再発すると、例外はあるものの、治癒はむずかしくなります。この点で、がん治療は、最初の治療が重要で、一発勝負、敗者復活戦なし、といえます。ですから、がんが再発することは、すなわち「死」を意味します。これは冷徹な事実です。しかし、がんは緩《ゆる》やかに進行する病気です。再発しても、数か月から多くの場合には1〜2年の猶予《ゆうよ》があります。脳卒中や心臓病と比べて、かなりの時間を与えてくれます。

私（中川）は、がんで死にたいと思っています。突然、寿命がきたら、人生の整理もできませんし、燃やしたり、捨てたりしなければいけない恥ずかしいものもないわけではありませんから……。

手術にかたよった日本のがん治療。放射線治療の出番は、極端に少ない

日本のがん治療は、世界一、手術偏重《へんちょう》です。胃がんが多かったという事実にも大いに関係があると思います。１９６０年には、男性のがん死亡の3分の2近くが胃がんでした。そして、胃がんは、手術が治療のすべてといってもよいがんです。体の中央

に位置して手術がしやすいため、手術以外の、抗がん剤や放射線治療の出番は、あまりありません。

こうしたことが「がん＝胃がん＝手術」というステレオタイプなイメージができあがった理由だと思います。

しかし、現在、胃がんは急速に減少に向かっています。前にも述べましたが、冷蔵庫の普及が大きな理由です。肺がん、乳がん、前立腺がんなどの欧米型のがんでは、手術だけでは立ち向かえません。また、高齢者のがんでは、そもそも手術ができないことも少なくありません。これからのがん治療は、「切ればよい」ではすまないのです。

一方、放射線治療はある問題を抱えています。日本は、がん患者の25％程度と、世界でいちばん放射線治療が行われない国です。これは、先進国との比較にかぎったことではありません。アジアの国々との比較でもいえることです。

そもそもアジア諸国の医学生は米国の英語で書いてある教科書を使って勉強します。米国では、がん患者の65％が放射線治療を受けています。自然に米国と同じ国際標準のがん治療が推進されます。これに対して、日本語ほど、外来の専門用語の翻訳に長《た》けた言語はないせいか、英語が苦手なのか、日本の医学生はほとんど日本語の教科書を使います。がん治療の教科書は、ほとんど外科の大家の先生が執筆していますから、当然のことですが、学生は「がん治療＝手術」と教育されてしまいます。

これが日本のがん治療が、国際的にみて特殊といわれる理由の1つです。それでも２０１５年になると、がん患者の半数近くが放射線治療を受けることになると予想され、ようやく世界標準に近づきます。ちなみに、２０１５年には全死因の半分近くががんで死亡すると予想されています。

ただ、がんの治癒率は5割程度で、このところ目立った変化はありません。そもそも、高齢化にともなって、治癒をめざす「根《こん》治《ち》治療《ちりょう》」ができない場合も少なくありません。

一方、がんは緩《ゆる》やかに進行する病気で、前にも述べましたが、治らない場合でも死まで数か月から2年くらいの時間があります。この死ぬまでの時間は、人生の総仕上げの時間であるべきです。同じ「老化」といっても、がんの場合は、認知症《にんちしょう》や老衰《ろうすい》と違って、頭はしっかりしているのです。

本書の第2部で私（中川）と対談していただいた東京大学医学部名誉教授で解剖学者の養老孟司先生が、ご自身の著書や本書の対談でも指摘されるように、現代の日本人は、死を生活からも意識からも排除して生きています。人生はごくごく緩やかな下り坂で、いつかは自分も死ぬのだろうが、意識の上では、昨日の自分と同じ自分が今日もいて、明日もその先も変わらずにいる、と感じているのです。しかし、がんになると、突然、時計の針がものすごいスピードで回りはじめます。緩やかと思っていた下り坂は、あの源義経が平家との一戦の際、馬もろともかけおりた「一の谷」の崖のような急坂に変わってしまいます。この点で、がんは、人生の総集編ということができ、その人の生き方が試されます。

第2部

対談
がんの壁を語る

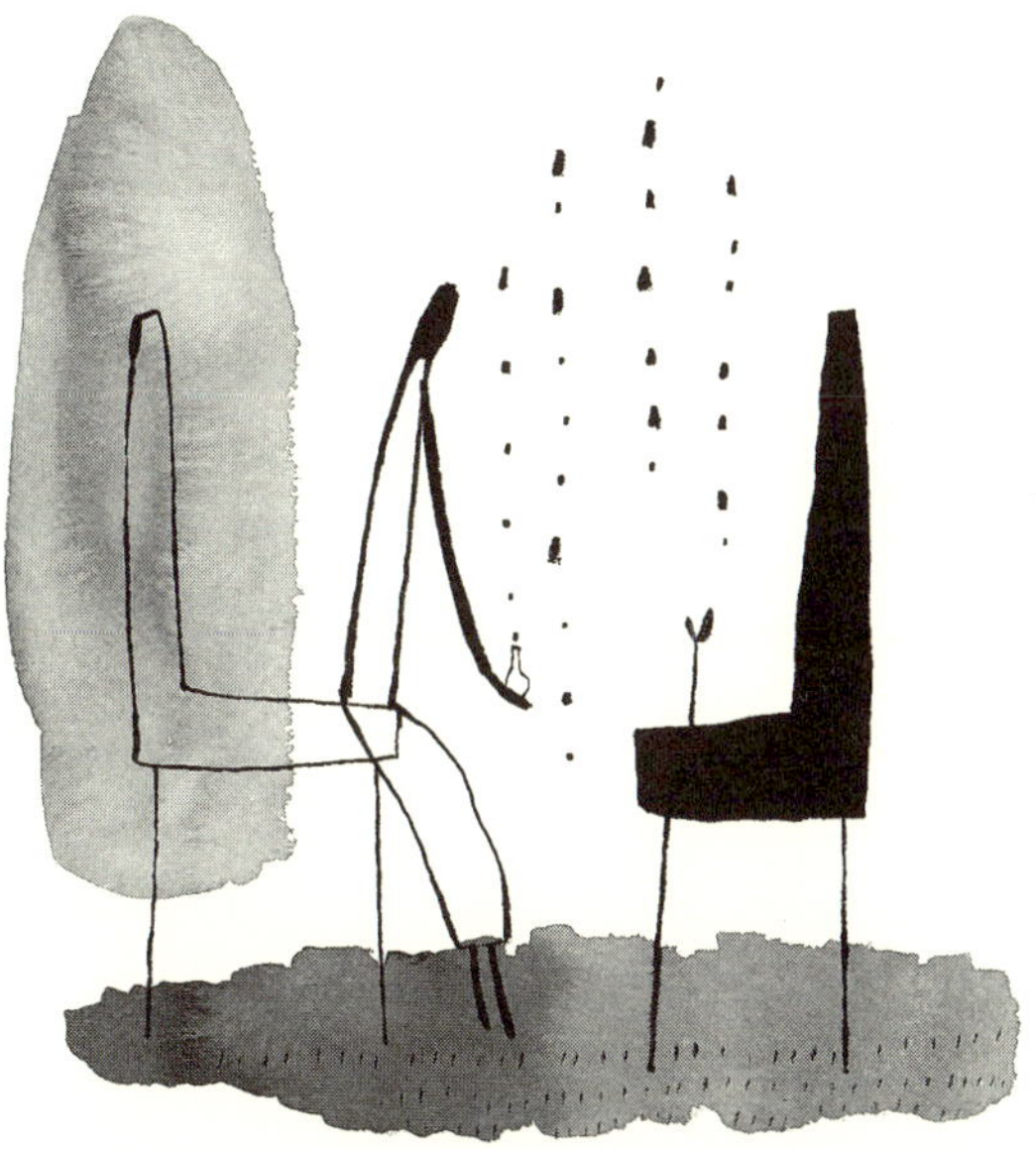

中川恵一

なかがわ・けいいち●1960年（昭和35年）、東京都生まれ。85年東京大学医学部医学科卒業後、同大学医学部放射線医学教室入局。社会保険中央総合病院放射線科、東京大学医学部放射線医学教室助手、専任講師などを経て、現在、助教授。2003年11月から東京大学医学部附属病院緩和ケア診療部長を併任。共・著書に『緩和医療のすすめ』『放射線をかけると言われたら』『放射線治療とEBM』など多数。

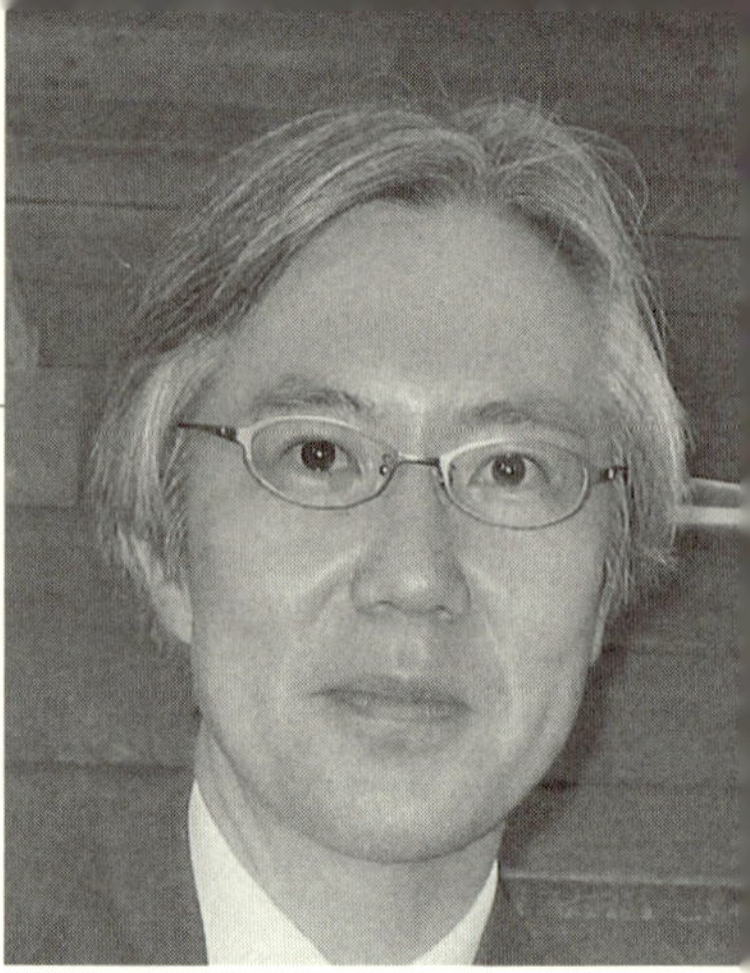

10年後、日本人の死因の半分は、「がん」が原因という状況

中川　養老先生は、平成8年の11月に『日本人の死生観とがん治療』というテーマで東京大学で講演なさっていますよね。先生のお話は、「日本の都市化」についてでした。「日本の社会の都市化にともなって、日本人から、死、あるいは、死体というのが消えている。そのことががん治療に大きな影響を与えている」というようなことをおっしゃっていましたよね。キュア（治療的医療行為）とケア（援助的医療行為）のバランスがちょっとおかしくなってきているとも……。

養老　中川さんは、ずっと緩和ケアを専門にやっておられるんですか？

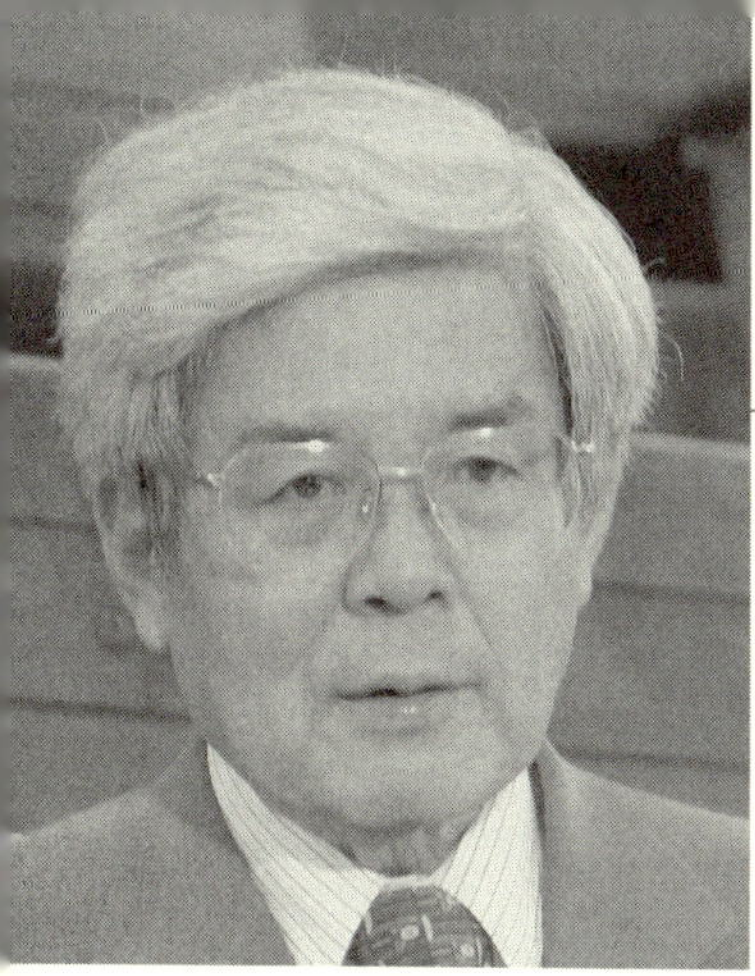

養老孟司

ようろう・たけし●1937年（昭和12年）神奈川県鎌倉市生まれ。1962年、東京大学医学部卒業後、解剖学教室に入る。1995年東京大学医学部教授を退官。現在、東京大学名誉教授。北里大学教授。専門の解剖学の他、社会時評など、幅広く活躍。著書に『バカの壁』『死の壁』『唯脳論』など多数。

中川　実は、私の専門は放射線治療なんです。簡単にいうと、早期のがんを切らずに治すというのが専門なんですね。ただ、世間には誤解があって、放射線治療というと、副作用がある、あるいは末期がんに使うといったものです。でも実はこれは大きな誤解でして、末期の患者さんというのは体調が悪いですから、手術とか抗がん剤を受けにくいんですね。結局は放射線治療になるんです。逆にいうと、それほど放射線治療というのは、副作用がないわけです。

　そういうことで、たとえば、末期の患者さん、つまり治らない、治癒《ちゆ》しないという方ですが、そうした患者さんの脳に転移があって、さまざまなマヒが出る、たとえば言葉が話せない、あるいは、骨に転移があって、そこが折れてしまう、病的骨折ですね。あるいは、背骨に転移して、脊髄《せきずい》が圧迫されて動けな

●胃がんの罹患率の比較（1975年・1998年）

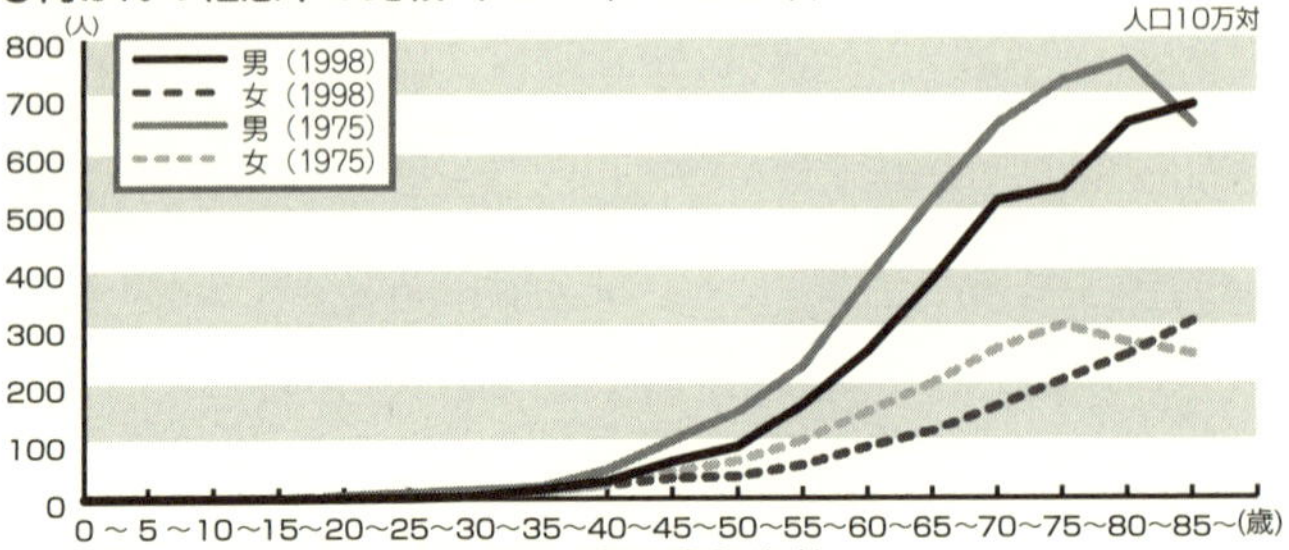

厚生労働省がん研究助成金「地域がん登録」研究班（平成14年度）

い、そういう状態に対しては、やはり放射線治療をするということになります。

　そういうことで、本来の早期のがんを切らずに治すということをきっかけにして、いま、末期の患者さんにもかかわるようになったわけです。

養老　放射線治療は、末期がんでも使えるから使う、ということですね。

中川　そうなんですね。そういうところから、緩和ケアのほうにかかわっています。いま、放射線科の助教授もやっていると同時に、緩和ケア診療部というところの部長も併任しています。

養老　いまの日本で、がんの状況はどうなっているのですか？

中川　日本ではがんが急増していまして、これは世界史的にもまれな増加です。いまですね、日本人が年間で１００万人亡く

●肺がんの罹患率の比較（1975年・1998年）

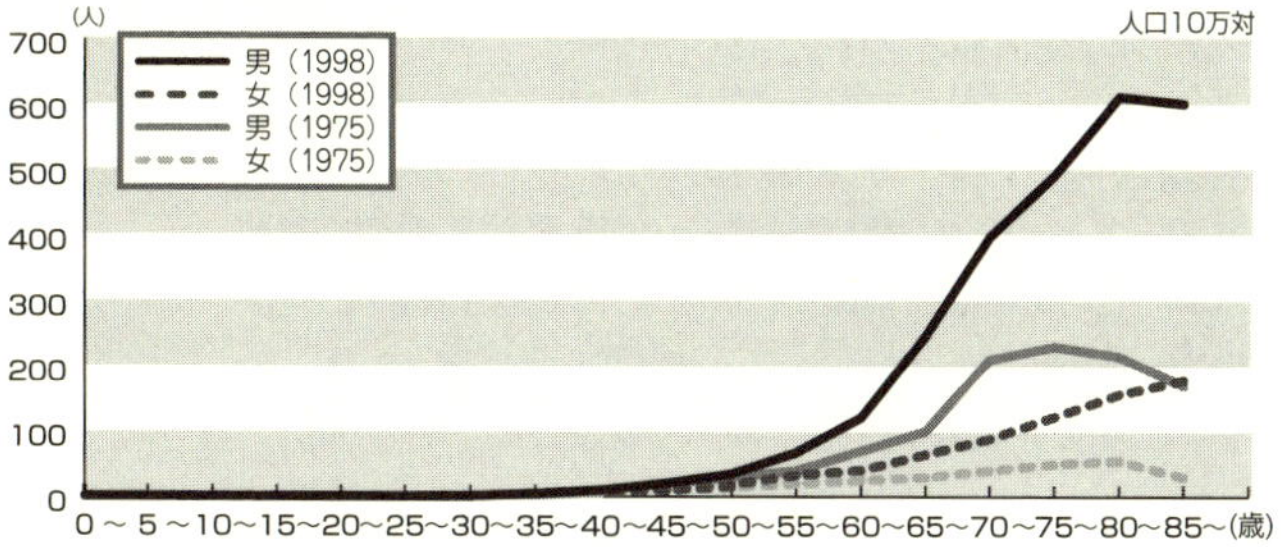

厚生労働省がん研究助成金「地域がん登録」研究班（平成14年度）

なるわけですが、その3分の1の30万人強が、がんで亡くなっているのです。つまり3人に1人が、がんで亡くなっているわけです。これがですね、10年後にはなんと、がんで亡くなる人が80万から90万人、割合でいくと、2人に1人ががんで亡くなるという状況になります。

養老　どうしてそうなったんですか？

中川　そうですね。いろいろな理由があるんでしょうけど、端的にいうと、やはり高齢化が進んでいるということですね。ご承知のように、がんというのは細胞分裂の失敗と考えていいと思いますので、長く生きれば生きるほど、その細胞分裂の失敗のチャンスが増えるということなんだと思います。

養老　つまり、日本人はがんになるまで生きているというわけですね。

がん治療イコール手術という考え……。これは日本の医療の特徴といってもいい。

中川恵一

中川　おっしゃるとおりです。がんというのは、ある意味では、老化の一部と考えていいかもしれません。つまり、日本人は、老化、がんを含む老化でしか死ななくなっているということではないでしょうか。がんは、まさに「国民的病気」といえるのではないでしょうか。

養老　がんにもいろいろ種類がありますよね。時代の変化によってがんの傾向はありますか？

中川　これまで日本のがんというと、胃がんがその代表でした。アジア型のがんといえるのですが、男性は胃がん、女性は子宮がんというのが代表的ながんだったんですね。これが、いま急速に、欧米型のがん、つまり、男性ですと肺がん、あるいは、最近、前立腺《ぜんりつせん》がんがいちばん増えてきております。女性でいうと乳がんですね。この原因は、端的にいうと食生活の欧米化に

●子宮がんの罹患率の比較（1975年・1998年）

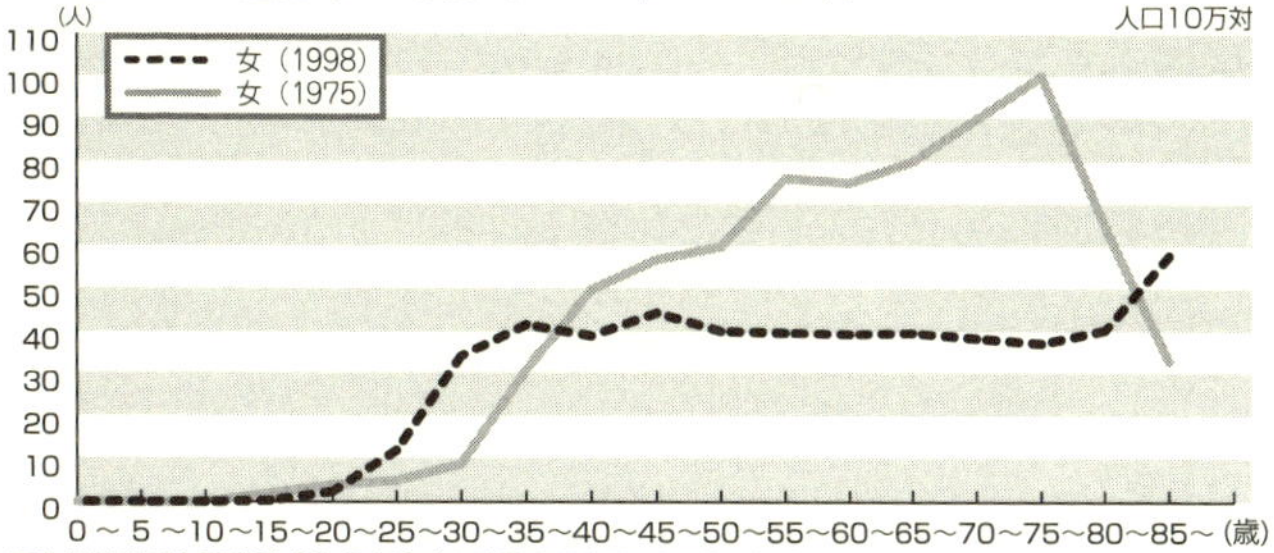

厚生労働省がん研究助成金「地域がん登録」研究班（平成14年度）

よります。たとえば、ハワイに住む日本人と、日本に住む日本人とでは、がんの種類がちがいます。

養老　がんにはいろいろな治療があるわけですけど、どういう問題点があるのでしょうか。

中川　問題点というよりも、日本の医療の特徴といってもいいかもしれませんが、まずなんといっても、手術をする。がん治療イコール手術というイメージがあるということですね。もちろんこれを否定するものではないんですが、世界でも、おそらく、日本が最も手術を行う国の1つだと思います。その理由としては、やはり、これまで胃がんが非常に多かったことがあげられます。日本人のがんというと、もう胃がんを連想するくらい多かったんです。胃がんの場合には、手術が治療の中心になります。これによって医療界にも社会の中にも、がんの治療イ

●乳がんの罹患率の比較（1975年・1998年）

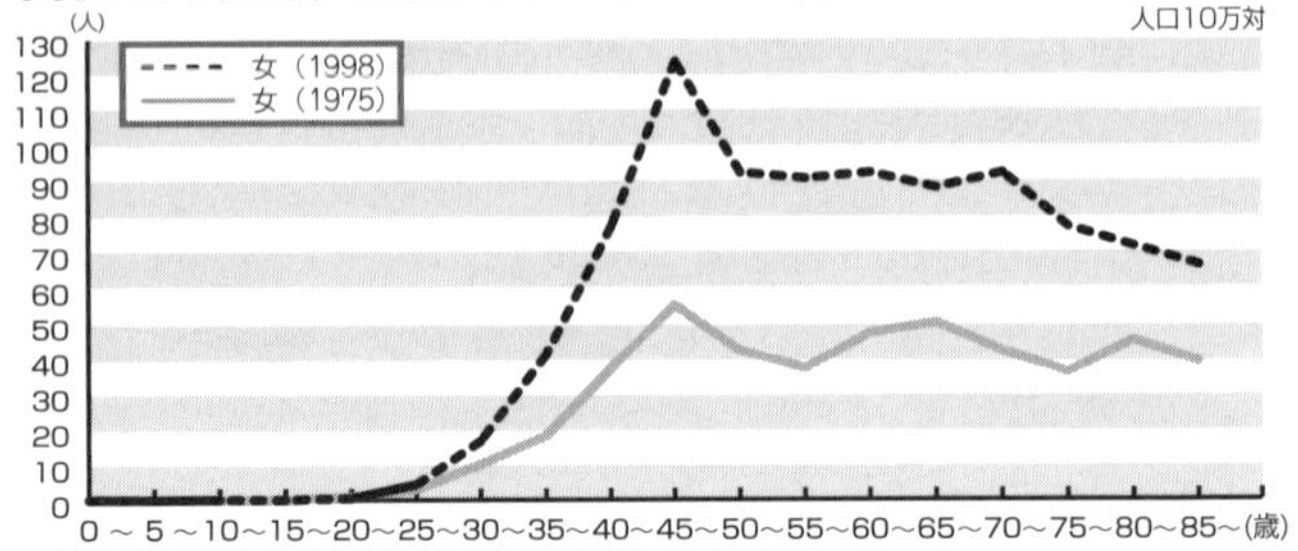

厚生労働省がん研究助成金「地域がん登録」研究班（平成14年度）

コール手術というイメージができてきたんだと思います。

　ただ、最近の生活の欧米化によって、胃がんは急速に減っています。それに代わって、肺がん、乳がんといったがんが増えてきて、いままでの手術だけで治すということが非常にできにくくなってきました。

養老　たしかに日本人のメンタリティとして、取っちゃってサッパリしたいっていうようなことがありそうな気がしますね。放射線で治療したっていうと、いったい治ったんだか、治ってないんだか、わからないっていうような……。

中川　おっしゃる通りなんです。日本でのがん治療で手術が好まれる原因は、まさにそこだと思います。つまり、自分は基本的には死なないんだ、永遠に生きるんだという前提に立っている方にとっては、やはり手術で悪いところをとって、きれいに

●結腸がんの罹患率の比較（1975年・1998年）

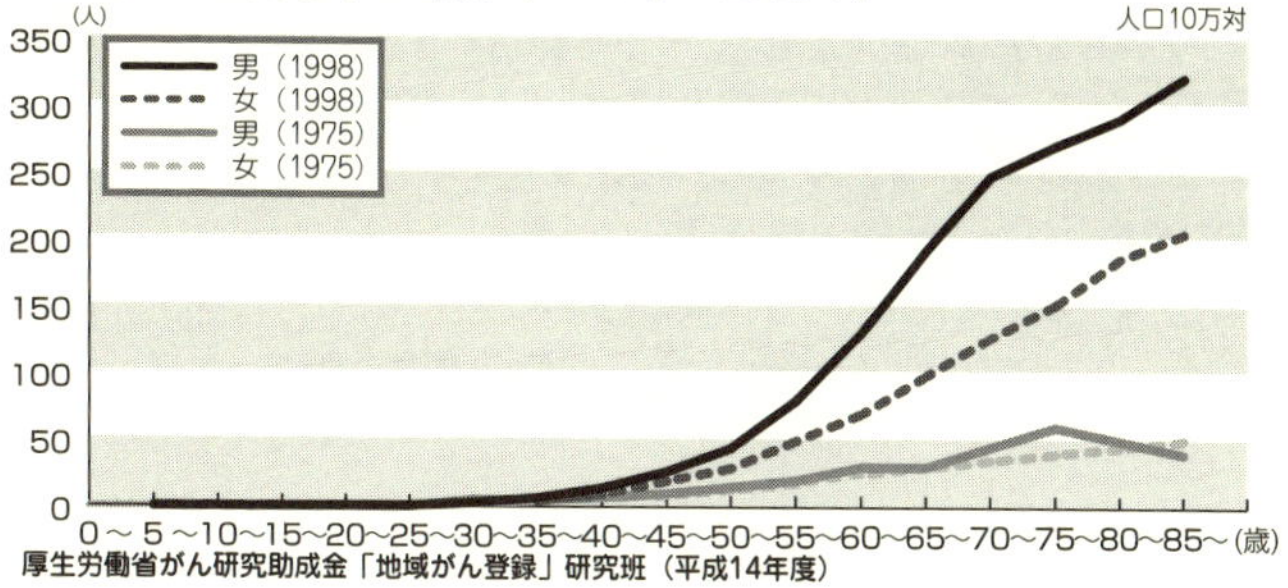

厚生労働省がん研究助成金「地域がん登録」研究班（平成14年度）

なって長生きしよう。そういう思いが必ずあると思いますね。

その点、放射線治療というのは、なんとなくすっきりしない、そういう気持ちがあるんだと思います。

そして、そのことの裏返しですけれども、日本のがん治療は、延命至上主義というところがあると思いますね。

養老　そうですね。「自分は死なない」という前提に引っ張られているわけですね。

中川　いまの医療、とくにがんの治療には、治らないイコール敗北という発想があります。実際にわれわれも、何をもって治療法の優劣をはかるかというと、やはり、治療してから5年後に何割の方が生きておられるかということを、これを「5年生存率」といいますけど、この5年生存率を競うというのが基本的ながん治療の良し悪しの尺度になっているわけなんですね。

人間の死亡率は100％。85歳の患者さんの5年生存率とは、いったいなんなのか…。

養老孟司

ただ、そこで問題になるのは、そのがんがどういうふうに治ったかということです。たとえば、非常につらい後遺症《こういしょう》に苦しんでおられても、生きていれば5年生存率にプラスに作用するわけなんですね。

ですので、治療にたずさわる人たちも、そのがんをどう治すかとか、あるいは、患者さんのＱＯＬ（クオリティ・オブ・ライフ＝生活の質）といったことにあまり配慮しないということも出てくるわけです。

ただ、5年生存率といいましても、養老先生がよくお話しになっておられるように、結局、人間の死亡率は１００％ですね。50歳の方の5年生存率ということは議論する意味はあるのかもしれませんが、80歳、85歳になってきますと、5年生存率とは、いったいなんなのか、ということになってくるとは思いますね。

「自分は死なない」という考えを前提に、医療が成立していることが問題

中川　いま、がんの治療をされた方のおよそ5割ぐらいが、いちおう治癒しています。正確にいうと5年間生存しているということになるんですが、逆にいいますと、半数近くの方が、がんで命を落としているわけです。

がんの治療というのは、初回治療が非常に重要で、そこで治る方は生存して、うまくいかなかった方は、実は数年のうちに亡くなるという、そういう宿命があるわけです。その治る方を増やそうというのがいまのがんの治療であって、不幸にも、治らない側に入った、約半分の方に関してはですね、あまり手を尽くしているとはいえません。

●初回入院患者の5年生存率の推移

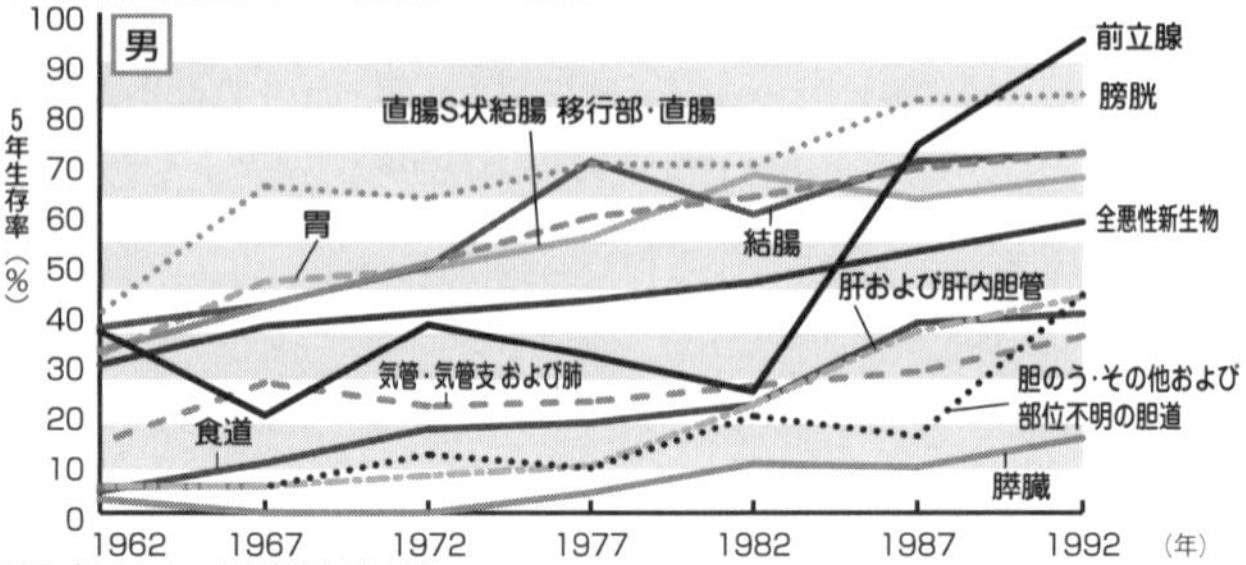

国立がんセンター中央病院内がん登録

実は、よく考えてみると、その治らない方は数年のうちには亡くなるわけで、実際にはこの方たちこそが苦しむわけです。逆に、もう治ってしまった約半数の方は、もうこれはこれで良いわけです。いつも感じるのは、本来は医療というのは、その苦しまれる方、治らない方に向けられるのが筋だと思うんです。

養老　でも現実には、なかなかそうなってはいないということですね。

中川　放射線治療についていいますと、日本のがん治療の歪《ゆが》んだ面がよく現れています。つまり手術による治療が多いということの裏返しにもなりますが、日本は世界で最も放射線治療をやらない国の1つなんです。欧米とはもちろん、アジアの他の国と比べても少ないんです。日本で放射線治療を受けているがんの患者さんは、4人に1人です。ちなみにアメリカは患者さ

●初回入院患者の5年生存率の推移

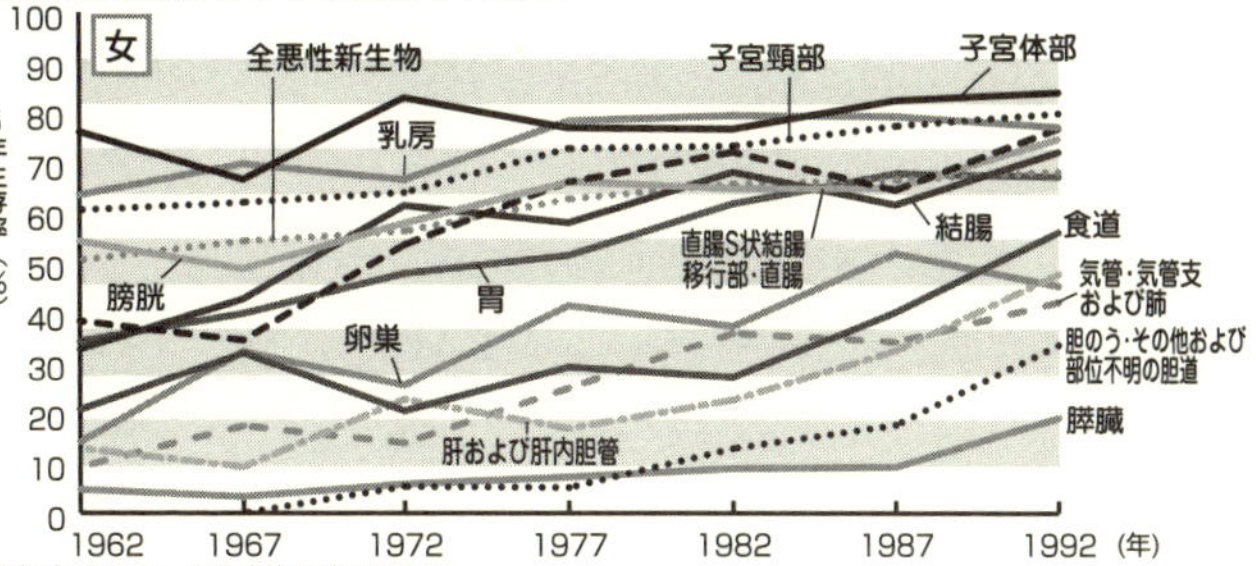

国立がんセンター中央病院院内がん登録

んの65パーセントが放射線治療を受けています。世界の平均で見ても、だいたい半分くらいです。ただ日本でも増えてきたのは事実で、10年前には8人に1人でした。10年後に、ようやく2人に1人になるかなといった状況ですね。

養老　日本は放射線に対する、ある種のアレルギーが、社会的にありますから、そうしたことも理由の1つかと思いますね。ところで、がんの種類と放射線治療の関係というのはありますか？

中川　あります。たとえば胃がんというのは、手術してうまくがんの部分をとってしまえばそれでよいわけですが、乳がん、肺がん、前立腺がんなどになると、やはり手術だけではすまないことが多いわけです。手術に放射線治療をプラスする場合もあるし、手術と同等の効果を放射線治療が持っているということもあります。

胃がんの場合には、残念ながら放射線だけで治すということはできませんが、前立腺がんや肺がんであれば、それが可能です。日本人のかかるがんの種類が変わったということも、放射線治療が一般的に行われるようになった大きな理由の1つだと思います。

養老　そういった手術、放射線といった治療もできなくなった、つまり治らない患者さんに対して、基本的にどういう考え方で、どんな医療をするかということが問題になってきますね。

中川　まず、私を含めて、がんに携《たずさ》わる医者が受けてきた教育というのは、病気を治すことが第一であるわけです。何割完治できるかというような教育をずっと受けてきていますので、そこからはずれた患者さんに対しては、冷たいというよりも、ど

「自分は死なない」「生き続ける」という前提の中、医者の死に対する考えができているのかと……。

中川恵一

うしていいかわからなくなっています。

養老　お医者さんのほうからいえば、どう対処したらいいか、その方法が見つからないというわけですね。

中川　でも、実はあるんですね。それが緩和医療ということになってくるわけですけど、これはすでに学問体系としてできています。ただ、医者の側に非常に関心が薄いという問題があって、勉強もあまりしていません。

そもそも「自分は死なない」「生き続ける」ということを前提に医者自身も生きているし、医療もその方向ですすめられているわけです。つまり、がんを治療する先生方に、どれだけ死に対する考えができているかわからない面もあります。

教育については、東大病院、東大医学部でも緩和医療の講義というのはあるのですが、医学生が学ぶ6年間でたった2回だ

●直腸がんの罹患率の比較（1975年・1998年）

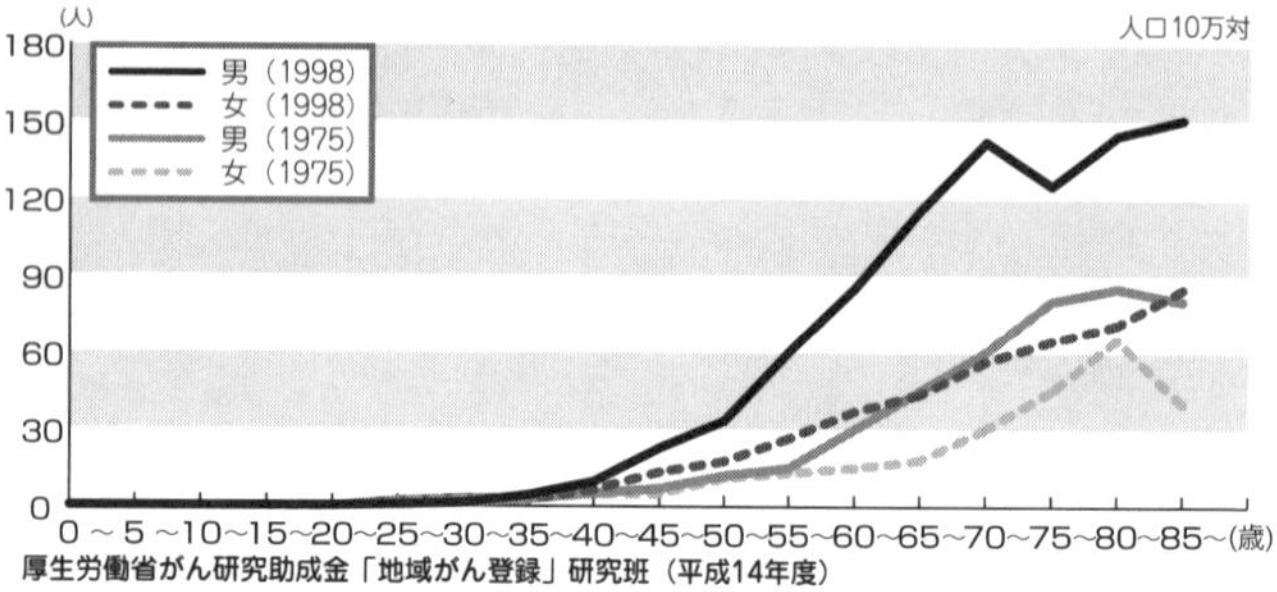

厚生労働省がん研究助成金「地域がん登録」研究班（平成14年度）

け、私が担当しているだけです。現実には、多くのがん患者さんが死に直面しつつ医療を受けているにもかかわらず、それを担当する医者が、死について十分な考えがないというのは非常に問題だと思いますね。

いま、病院というのは人間が亡くなるところではなくなってきているんですね。先生がよくお話しになっているように、死というのを病院に押し込めているけれども、いつの間にか、その病院ですら生を求めるようになっていて、病院で死ぬのはけしからんということになってしまっているんですね。

養老　要するに日本人は死ななくなったというしかないんですね。死に対する態度というのは、日本社会全体が被《こうむ》っている問題ですよね。その死に対する態度が、暗黙のうちにずっと変わってきていますね。時代的にいうと、昭和20年までは、死ぬと

●肝臓がんの罹患率の比較（1975年・1998年）

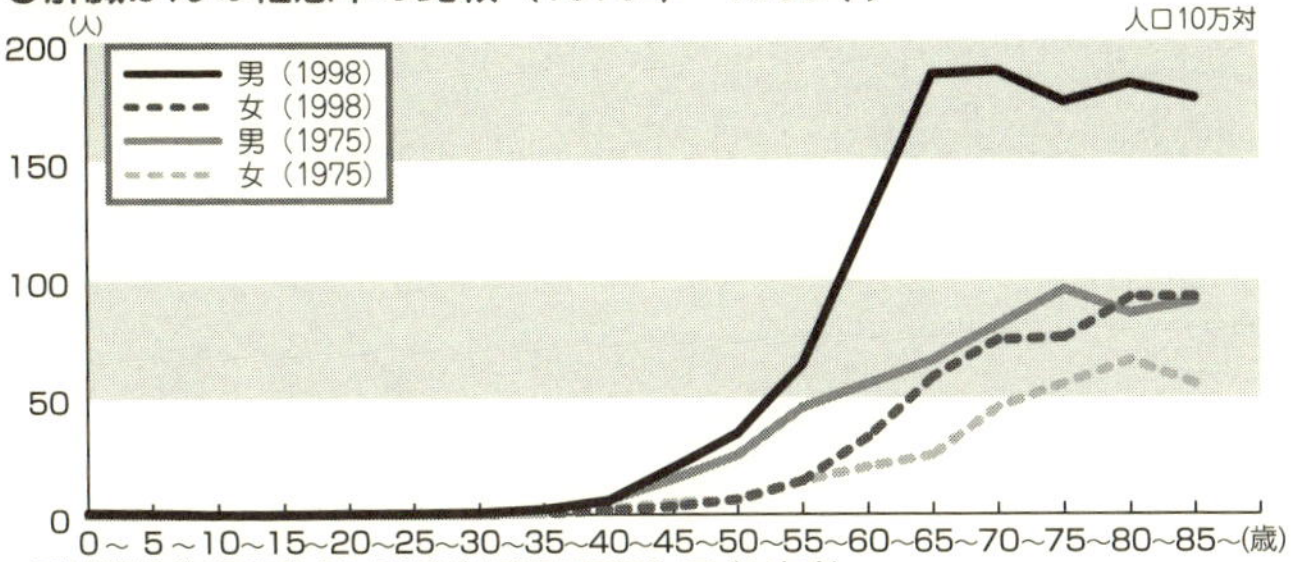

厚生労働省がん研究助成金「地域がん登録」研究班（平成14年度）

いうのはやはり、普通の人がある意味、当たり前の感覚でいたんですね。それが、戦後の60年の間に大きく変わってきたという気がしますね。死から逃れることが医療の役割のようになってきたわけです。

そうすると今度は、その反動みたいに、人間は死なないのが当然みたいになってきて、日常生活では、むしろ死ぬというのは異常なことだというようになってきました。そういう社会を背景にお医者さんも育ってくるし、教育も行われるわけです。だから、そっち側が、つまり死なないという考えが常識となってきたんですね。

中川　先生がお話しになっているように、もう日本人は死なないという前提に生きていて、避けられない死は、病院の中に閉じ込めようということですね。

●膵臓がんの罹患率の比較（1975年・1998年）

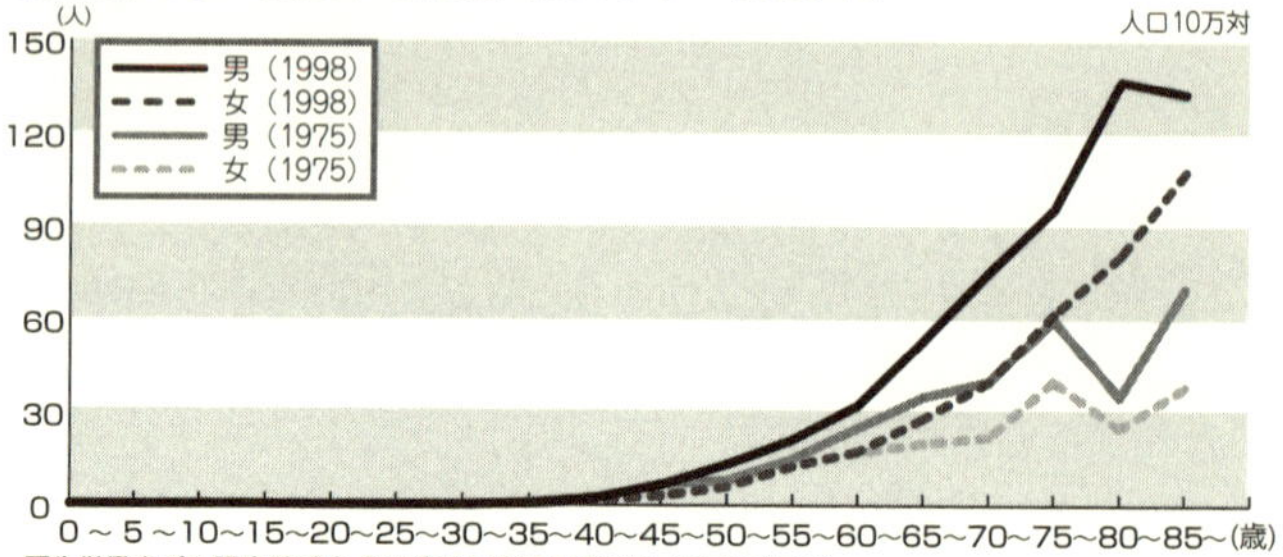

厚生労働省がん研究助成金「地域がん登録」研究班（平成14年度）

養老　そうですね。「死」は少なくとも日常生活から見えないところに押し込めておこうという感じになりますね。

中川　がんについていうと、いま95％近くの患者さんが病院で亡くなっています。ですから、死は病院に押し込めたはずなんだけれども、その病院でも、やはり「死なない」という前提が入り込んできているので、やはり患者さんが病院で亡くなるということは問題なんですね。

　ですから、亡くなる最後のようすというのも、非常に、なんというのでしょうね、密室的とでもいうのでしょうか。たとえば、家族の方は病室から外へ出されて、モニター類の数値がある所までくると、法律的な死というものを医師が見定めて、そこでご家族を中に入れて、「何時何分亡くなりました」と告げますよね。そして、ご遺体は、病院のいちばん目立たない霊安室

死ぬことを知っている医者が、患者さんが死んだ瞬間に背中を向けていなくなる。

養老孟司

というところから、何もなかったかのように、そっと出て行くということですよね。

養老　患者さんが死ぬということをいちばん知ってるはずのお医者さんが、死んだ瞬間に背中向けていなくなるっていう現象が起こってくるわけですね。どこがほんとうの死かというのは、なかなかわからないですよ。

中川　たとえば、私も経験したことがあるんですが、ご臨終ですといったあとに、心電図の波形がピクッと出たとしますね。それをご家族が見ていたとすると、これはまた大変なことになるわけですね。たしかに、おっしゃったように、どこをもって死かというの、これは医者にすらわかりませんね。

養老　そうです。逆にいうと、それを判断する良識というか権限というか、それは医者にあるんですね。

治療にのみ特化している、
いまの医療の姿こそが問題では……

中川　患者さんが根治《こんち》治療の枠組みからはずれますと、けっこう大変なんです。そもそも、医者は根治治療ということだけをある意味考えていますから、非常に言葉は悪いですけれど、こうした患者さんは難民のような状態になってしまうわけですね。がん難民というんでしょうか。

　たとえば、大きな病院というのは治すところだというようなことを患者さんはいわれるんですね。ですから、根治できない患者さんは、病院にいても、根治治療をしている多くの患者さんの中に入って、肩身の狭い思いを実際されているのが現状だと思います。これも言葉は悪いんですが、いわゆる大学病院の関連施設、関連病院というようなところに移ってくださいという話が日常的になされているわけです。

養老 お医者さんのほうも、一部ではそう思っているところがありませんか？ 医療というのは治療のためにやっているんだと。

中川 もちろん、病院の機能分担ということがありますから、やはり急性期、慢性期をわけるのはわかるんですが、やはり患者さんとしては自分のつらい状況を解決してくれる専門治療というのはあるだろうと、たぶん思っておられるんですよ。

つまり、大病院であれば、症状緩和もできるはずだと。ところが実は、いま申し上げたように、大病院であればあるほど、治療行為に専念しているので、緩和医療については非常に弱いのです。以前、東大病院の医師とナースにアンケートをして、

大病院ほど、がんの根治治療、完治させる医療に特化してしまっている。

中川恵一

緩和ケア、緩和治療に関する知識がどれくらいあるかきいたのですが、かなり悪い結果が出ています。

むしろ大きな病院ほど、緩和、症状緩和的な部分が欠けていると思いますね。

養老　ひたすら治療にのみ向かっているということですね。

中川　そうです。がんの根治治療、完治させる医療ということに特化してしまっています。

養老　僕はホスピス専門のお医者さんから聞いたことがありますけど、患者さんが治療を拒否して、このままでやってくれというときに、その意見に味方すると、それは医療の放棄だという議論が起こるというんですね。

ホスピスの中ですら、医者が何かをしなくてはいけないという気持ちを一方で持っているんですよ。

中川　そうですね。そのように教育をされてきているんですが、患者さんからすると、場合によってはありがた迷惑というところもあると思いますね。

養老　そういう「生と死」というギリギリのところにくると、ほんとに大変な論争になりうるのですよ、医者の中でも。医者がどこまで手をつけなければいけないか、あるいは、つけてはいけないか。

中川　なかなかむずかしい問題ですね。

養老　世間的にいえば、一生懸命に治療してくれるお医者さんは、良いお医者さんですよね。だけどがんの場合、いちばん大きな問題は、どんなに一生懸命に治療しようとしても、その治療がもはや有効でないという患者さんが半分くらい発生してきちゃうということですよね。

●延命を目的とする治療について

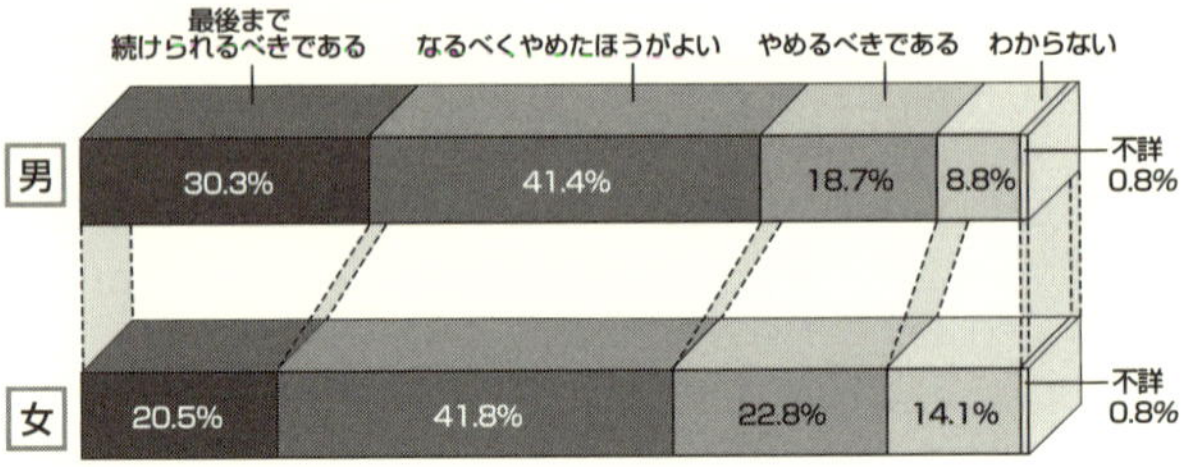

厚生労働省「人口動態社会経済面調査報告　末期患者への医療」（平成6年度）より
「21世紀の末期医療」（中央法規）

中川　そこは非常に重要な問題です。一般の方にはあまり知られていないことなんですが、世の中の多くの病気とちがって、がんの場合には、最初の治療がとても重要なのです。ある意味、一発勝負なんですね。つまり、がんが再発した場合、基本的には治《ち》癒《ゆ》があり得ないというわけです。

　これは、なかなかいいにくいことでもあるんですが、つまり患者さんがいま受けている治療行為がどういう意味なのかを知らないところがあって、そこが非常に問題だと思うんですね。だから、そこを十分理解されたうえで、1日でも長く生きたいという権利はあると思うんです。

　ただ、そこを知ったうえで私はやらないという方もいるはずで、そのへんはやはり患者さん側の勉強もある程度、必要なのかもしれません。

養老　患者さんのほうも、そういうことを理解していく必要があるということですね。

「なぜ苦しんでいる患者さんに医療が向かないのか」、それが緩和ケアをめざした理由です

養老　緩和ケアというものについて、簡単に説明していただけますか。

中川　緩和ケア、緩和医療というのは、「治癒を目的とした治療に反応しなくなった患者さんに対する、積極的で全人的な医療、ケア」というふうに定義されています。がんの患者さんというのは、いろいろな痛み、苦しみを持っておられて、もちろん体の痛みというのが第一にきますが、その他に心の痛み、それから、もっと広く社会的な痛み、仕事がなくなること、あるいは

●末期医療に対する関心度

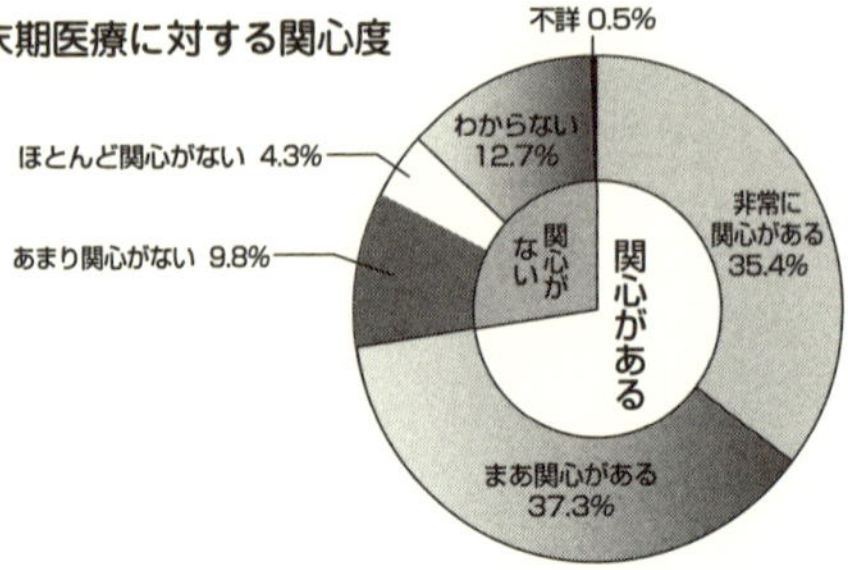

厚生労働省「人口動態社会経済面調査報告　末期患者への医療」（平成6年度）より
「21世紀の末期医療」（中央法規）

経済的につらくなること、それから、ご家族との別れ、そういうさまざまな痛みを抱えているわけですね。これらの痛みを包括的に和らげていくというのが緩和ケアの考え方です。

養老　緩和ケアというのは比較的新しい言葉ですよね。いつごろから緩和ケアというようになったのでしょうか。

中川　日本では、おそらくここ10年なんじゃないでしょうか。ターミナルケアという言葉のかわりに緩和ケアという言葉が使われるようになったのですが、ただ、いずれの言葉も、本当に適切なのかなという気はします。

　もともとこの考えは、中世ヨーロッパのカトリック教会が、巡礼者や病人、あるいは貧しい人に対して救いの手を差し伸べるというところからはじまっています。１９６０年代のイギリスで、近代的なホスピス運動として再び盛んになって、いまは全世界に広がってきていますが、欧米では、がんに特化した施設、考え方ではありません。がんの他、AIDS《エイズ》（後天性免疫《こうてんせいめんえき》不全症候群《ふぜんしょうこうぐん》）や慢性肺疾患《しっかん》というような、完治の見込みのない多くの疾患に対してのプログラムです。

養老　よくいわれるターミナルケアとの関係は？

中川　ターミナルケアというのは、死に直面した患者さんに対するケアですけれども、がんの痛み、苦しみというのは、何も亡くなる直前だけというのではありません。先ほど申し上げたように、全く症状のない方でも、がんの完治の見込みがない方、つまり数年後には命を落とすであろうことが宿命づけられている方がたくさんおられるわけですね。

　そのことを患者さんが知っていたり、知らなかったりするわけですが、いずれにしてもやはり苦しみはありますから、緩和

がんは、人間の生きざまが凝縮された世界なのでは……。

中川恵一

ケアの考え方は、そうした患者さんまで含むというところに特徴があります。そういう点で最近、欧米では緩和ケアという言葉のかわりに、エンド・オブ・ライフケアというような言葉も使われはじめています。

　がんの場合というのは、ある意味、時間との戦いというか、人間のある種、生きざまというのが凝縮された世界なんだろうなと思います。

養老　中川さんが緩和ケアというものを志《こころざ》すというか、やらなければいけないとお考えになったいきさつや動機は、どんなことですか。

中川　いまでも、急性期医療、つまりがんの完治を考えている友人の医者には、「なんで緩和なの?」ということをたまにいわれます。ただ私の専門である放射線治療というのは、早期のがんを切らずに治すという面と、完治は得られないけれども、やはり目の前にある症状をとるという面もあります。末期の患者さんにも使えるほど副作用がないということでしょう。そういう特徴があるために、早期の患者さんとのお付き合いとともに、末期の患者さんとのお付き合いもできました。そういった方々を見るにつけ、もっとやりようがあるだろう、もっと痛みを正しくとることができるだろうと感じていました。

養老　それが本来の医療ですからね、実はね。だけど、それが医療として感じられなくなっているところに、特定の前提があるわけですね。医療は治療だけ。たとえば、病気は治るのが当たり前、治って当たり前という、ね。

中川　おそらく小さな子どもが、がんの治療を見たときに、「なんで医療は、もっと苦しんでいる人に向かないの？」と思うか

●治療についての介護者の感想

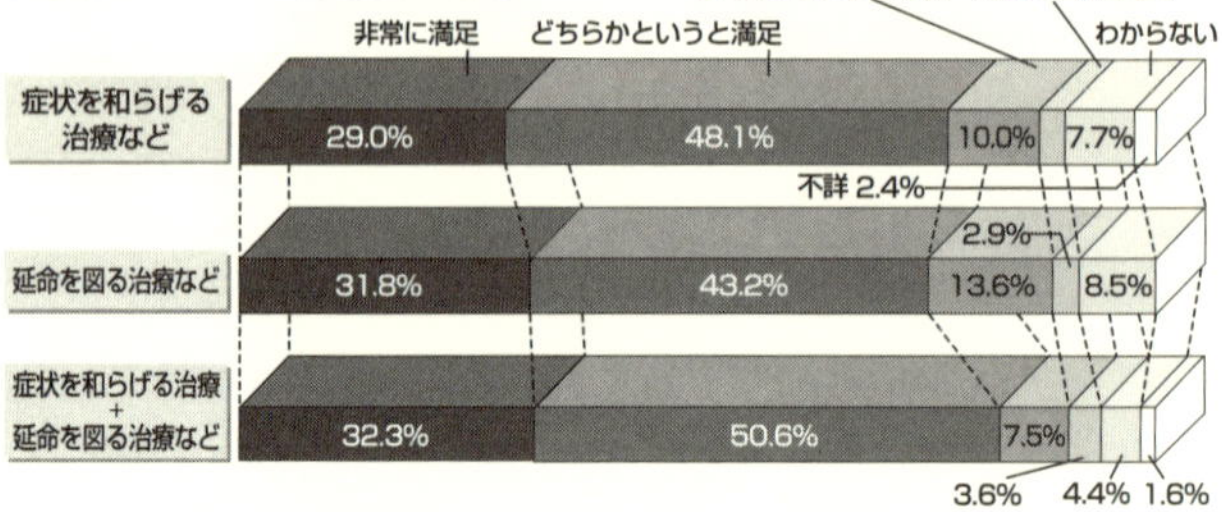

厚生労働省「人口動態社会経済面調査報告　末期患者への医療」（平成6年度）より
「21世紀の末期医療」（中央法規）

もしれません。がん治療では、治る患者さんというのは最初に治ってしまうわけで、残りの患者さんは苦しんで亡くなるのです。普通に考えたら、この方たちにこそ医療が必要なのに、現実にはそうなっていないですね。つまりベーシックな思いやりの気持ちが欠けているのかもしれないという気はします。

養老　そういう意味では、医療が自分で自分の領域をせばめていっているわけですよね。

中川　そうなんです。ちょっともったいない気もしますね。そんなわけで、平成15年の5月に東大病院にも緩和ケア診療部という部ができまして、私が部長を併任しています。小さな部でして、専任のスタッフは助手1人で、あとは精神科や麻酔科の先生方に掛けもちで仕事をしていただいています。4床だけ個室がありまして、緩和ケア病床と呼んでおりますが、そこをいわゆるホスピス的に使っているということと、一般の病床の患者さんに対して、チームが出前としてうかがい、いろいろな相談やアドバイスをするという「緩和ケアチーム」というのが、車輪の両輪としてありまして、細々ですが、はじめているという状況です。

養老　フルに動くとけっこう大変なんじゃないんですか?

中川　大変です。その緩和ケアチームがですね、おおよそ30名まで診《み》てよいということになっているんですが、この30名がとても診れません。

養老　そう思いますよ。極端にいうと、そういう医療って、患者対医者という1対1の関係になってしまいますよね。

中川　ご家族もいろんな方がおられますし、そもそも、意見統一がむずかしいですね。人工呼吸器を付けないという決定をするまでに、やっぱり大変な時間がかかるなど、医療のそういう大変な部分というのは、いわゆる終末期に吹き出してきますので、それを相手にするというのは、なかなか大変です。

モルヒネに対する抵抗感は根強い。飲んでも中毒の心配はないのに

養老　緩和ケアで最も重要なのは、患者さんの直接の苦しみをとるということですよね。これはもう古くから医療の主題でもあったわけですけど。痛みを取ることがですね。

中川　そうですね。末期になりますと、がんは、強い痛みを伴います。6～7割以上の患者さんは、痛みに苦しんでおられるわけですが、この痛みに関してですね、医療側がこれまであまり関心を持たなかったんですね。それと、患者さんが痛みをあ

痛みに関心が薄い医療側。痛みにひたすら耐える患者側。……これも日本の特徴。

中川恵一

まり訴えなかったというのが、日本の特徴なのかなという気はします。ただ、いずれにしても、痛いと何もできないんですよ。考えることすらもできないのです。

養老　僕も、わずかな例しか知りませんけど、私が見舞いにいったりしたときにね、末期の患者さんが訴えてくるのですね。「先生なんとかしてください。いまの状況を楽にしてくれたら、あとのことは、いっさいどうでもいい。死のうが生きようがもうそんなことは関係ない」という具合にね。たいていの人は、そこまでいってますよね。

中川　よくターミナルケアで、心のケアというような話題が出るんですが、患者さんとお話ししていますとね、痛いときは、もう心のケアどころじゃないんです。ともかく目の前の痛みをなんとかしてほしい、ということをいわれますね。ところが、このがんの痛みに関しては、モルヒネなどの麻薬系の薬を口から飲むというのがいまの緩和ケアの中心なんですが、このモルヒネの使用というのが日本は非常に少ない。カナダ、オーストラリアのおよそ7分の1ですし、アメリカ、フランスの4分の1です。逆にいうと、それだけ患者さんは痛みに耐えて亡くなっているということになるわけです。これは、痛みをとるということを医療者側が怠ると同時に、患者さんがですね、何か痛みをとってはいけないような、そういう思い入れがあるような気がするんですね。それはやはり、自分は死なないというか、そういう前提の中で、少しでも体に悪いことを避けたいというか、そういう思いがあるのではないかと。とくに麻薬に対する患者さんの抵抗感、嫌悪感《けんおかん》というのは非常に強いですね。飲んだら命が縮むとか、中毒になるとか……。

現実には、モルヒネなどを飲んだ場合でも、中毒などは一切起こらないんです。それを説明して、なんとか納得していただいても、いざ飲むということになると、やはり躊躇《ちゅうちょ》してしまう。たとえばこの前、ある末期の患者さんに、「場合によっては2、3か月の命かもしれない」ということを話して、「まず目の前の痛みをとるということに全力を尽くしましょう」というと「はい、わかりました」ということだったんですが、モルヒネの話が出ますと、「命が縮むから止めてくれ」ということをやっぱりいわれるんですね。頭の中では死というものを考えられても、やはり麻薬を飲むことは受け入れられないんです。

養老　まだ現実的に考えられていないと僕は思うんですけどね。もっと現実として考えられるようになれば、自分の行動が変わってきますすけども。その患者さんは、受け答えの上で「わかり

モルヒネに対する根強い抵抗感。飲む方法だと無害なのに。

養老孟司

ました」といってるだけじゃないでしょうか。

麻薬っていえば、日本人って不思議でね。覚醒剤《かくせいざい》でしょ、使うのは。日本人って働き者ですね。阿片《あへん》系じゃなくて、より働けるというわけで、麻薬ですら覚醒剤なんですよね。

中川　そうですね。そのモルヒネを注射すると中毒症状はあるんですが、口から飲むと、中毒症状はないんですよね。

養老　そうですね。それは、僕らも薬理の講義できちっと教わりましたね。要するに注射というのは、非生理的ですよね。つまり、自然の状態で起こること、この場合はモルヒネを含んだ植物を食べるということであって、そういうことに対して動物は強いっていうわけでね。

中川　血中濃度の変化が緩《ゆる》やかですと中毒症状っていうのは起こらないんですね。そのモルヒネを飲むということを基本にしたがんの疼痛《とうつう》（痛み）の考え方には、ＷＨＯ（世界保健機関）で提唱されている三段階階段方式というようなものがあります。まず、頭痛薬のような軽い痛み止めからはじめて、徐々にモルヒネのような強い麻薬系の薬に移行する。こういうＷＨＯ方式のがんの疼痛コントロールは、極めて単純で定式化されているものなんですが、これも実は残念ながら知らない医療者が多いんですね。決してむずかしいことではないですけれども、要するに関心がないんですね。

養老　そうですね。それは明らかに緩和医療とかターミナルケアといったことに関心がないということの裏返しですね。

中川　ですから今後、欧米、とくにキリスト教の考え方をベースにした緩和ケアの流れが、日本の土壌にどう根付いていくかということには関心がありますし、その中で日本人のスピリチ

●部位別がん死亡率の推移

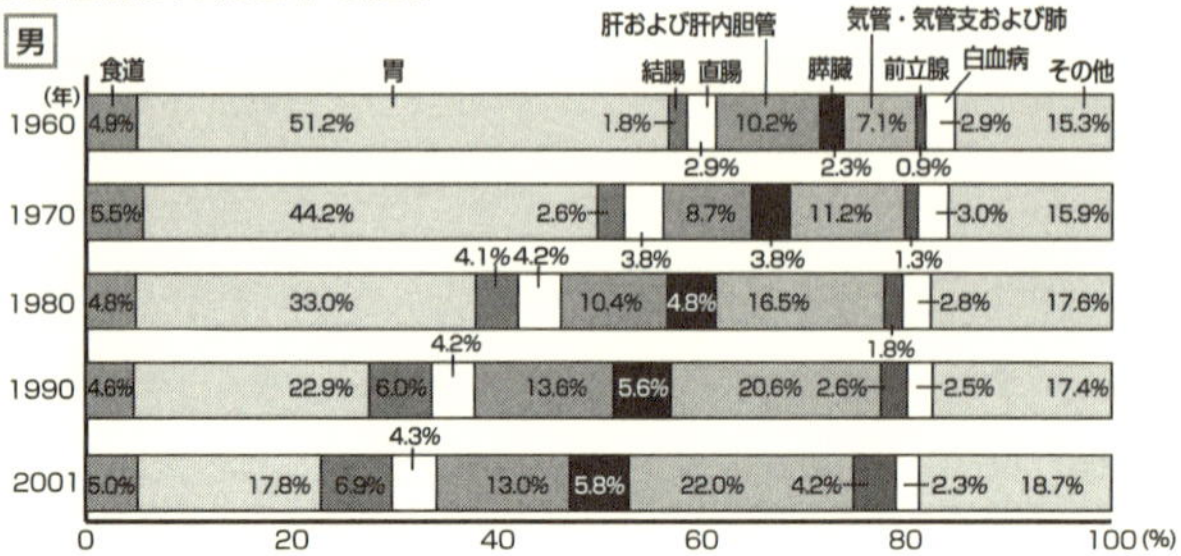

厚生労働省「人口動態統計」(2002)

ユアリティも非常に関心があるのですが、実はそこまで行き着きません。というのは、患者さんは痛がって、とてもスピリチュアルな問題に入って行けないんですね。ですから、現実には日本のがんの臨床では、スピリチュアルな苦痛はあまりないといっていい状況かなと思いますね。

やはり「死ぬならがん」。死ぬまで時間があるので、身の回りの整理ができます

中川 ところで、先生もいつか亡くなられるわけですが、そのときはどんな亡くなり方がよいと思います?

養老 私の父親も母親も自宅で亡くなっています。ですから、私もできるだけ普通の生活で、朝起きたら死んでいたというのが、いちばん素直かなと思っていますけどね。もちろんがんに

●部位別がん死亡率の推移

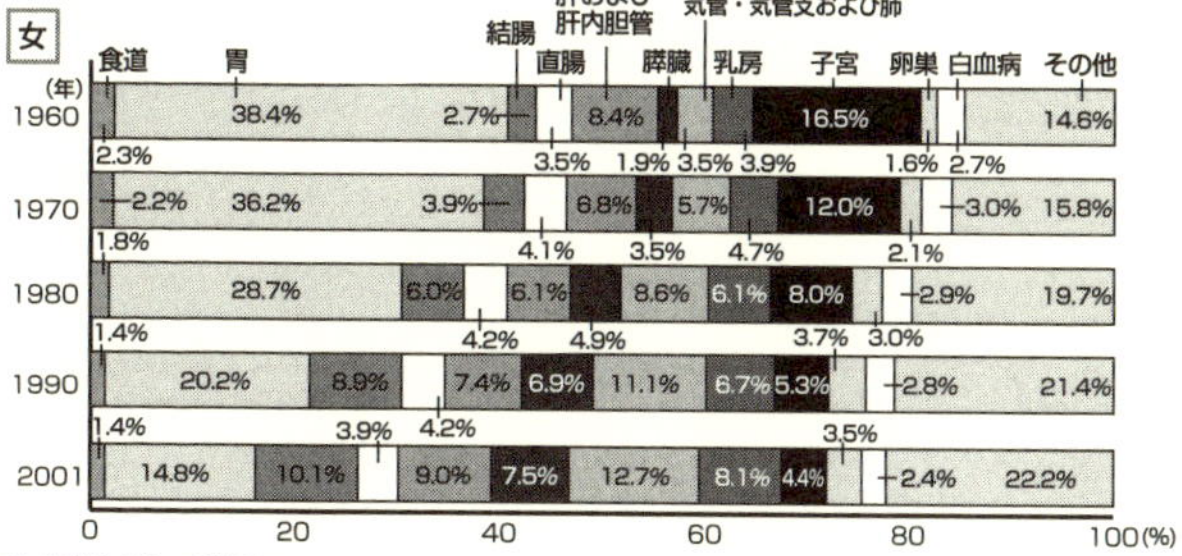

厚生労働省「人口動態統計」(2002)

なる可能性もありますけど、そのときは、それこそ最初の医療をやったら、あとはもう放っておくかって感じですね。いくつで死ぬかわからないし。だいたい私は、そういうことをいま考えても無駄っていう立場なんですよ。

やっぱり、がんの告知されたら、非常に多くの人が自分の意見を変えますから。気持ちが変わってきますからね。どうやって死ぬかなんて、その変わっていったうえで考えなくてはならないことであって。この現在にいろいろ計算して考えてもね。

中川　まさに一人称のがんですね。

養老　そうなんです。変わっちゃうんだから本人が。そうすると本人が変わっちゃった以上は、いま考えている意見とちがっていたあのときの意見は、意味がねえやってことに気が付いちゃったりすることがあるんです。そうするといま考えてもしょうがねえなと……。まあ、がんになったらどうしようとか心配しすぎるのもね。

中川　先生は健診といったものは受けられているんですか？

養老　行かないですね。

中川　私も受けたことないんですよ。

養老　健診を受けないことで起こってくる結果は、こっちが背負うしかないんだから、がんになったらなんて、そんなこと気にしてないです。体の具合が悪ければ、どっかで警告がくるわけですからね。それが手遅れであれば、僕自身がバカなんだからしょうがないですよ、それは。

中川　ただ私、どうせ死ぬならですね、やっぱりがんがいいと思っています。

養老　そんな意見はありますね、確かに。

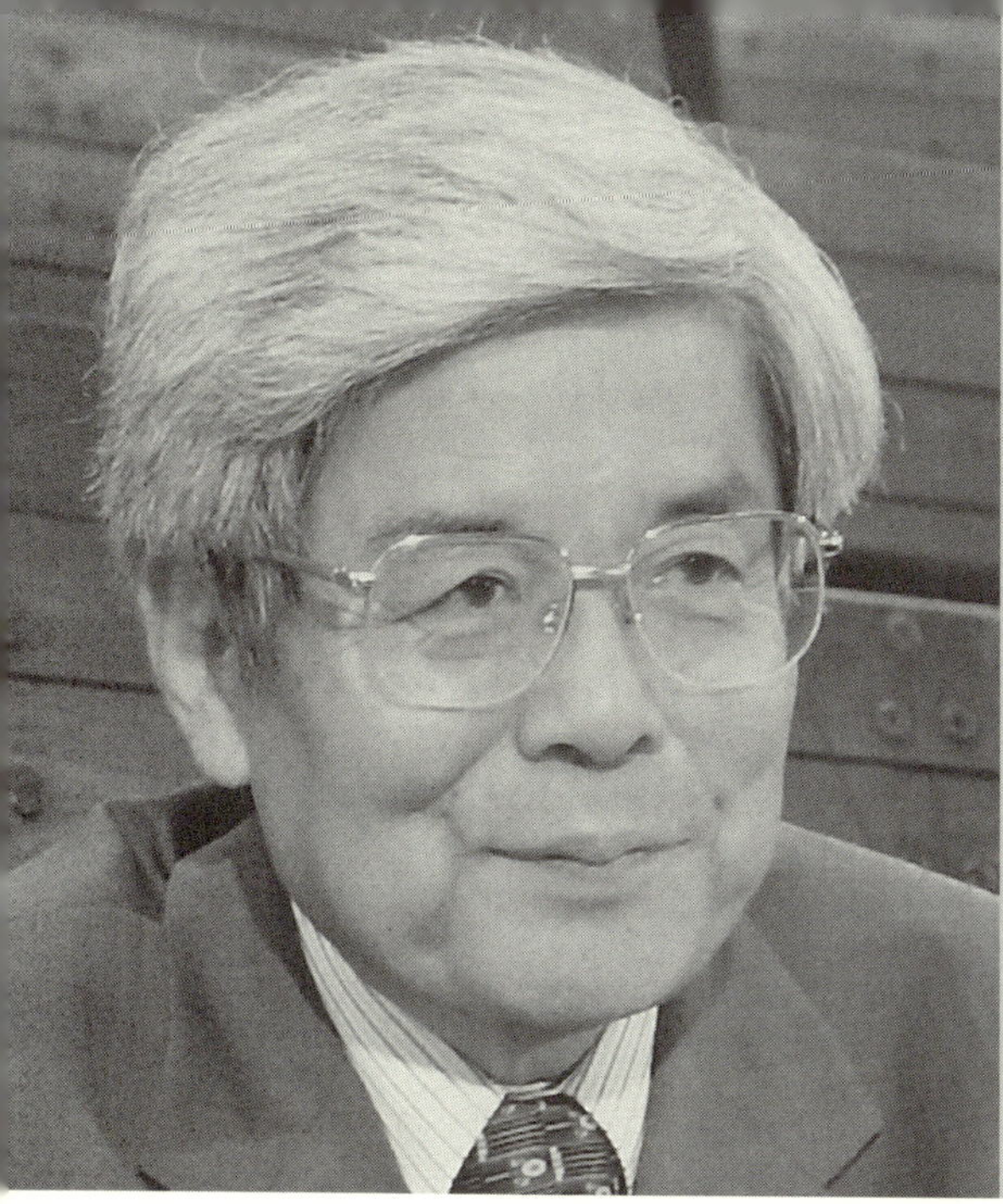

養老孟司

健診は受けていないですね。
受けないで起こってくる結果は、
自分が背負うしかない。

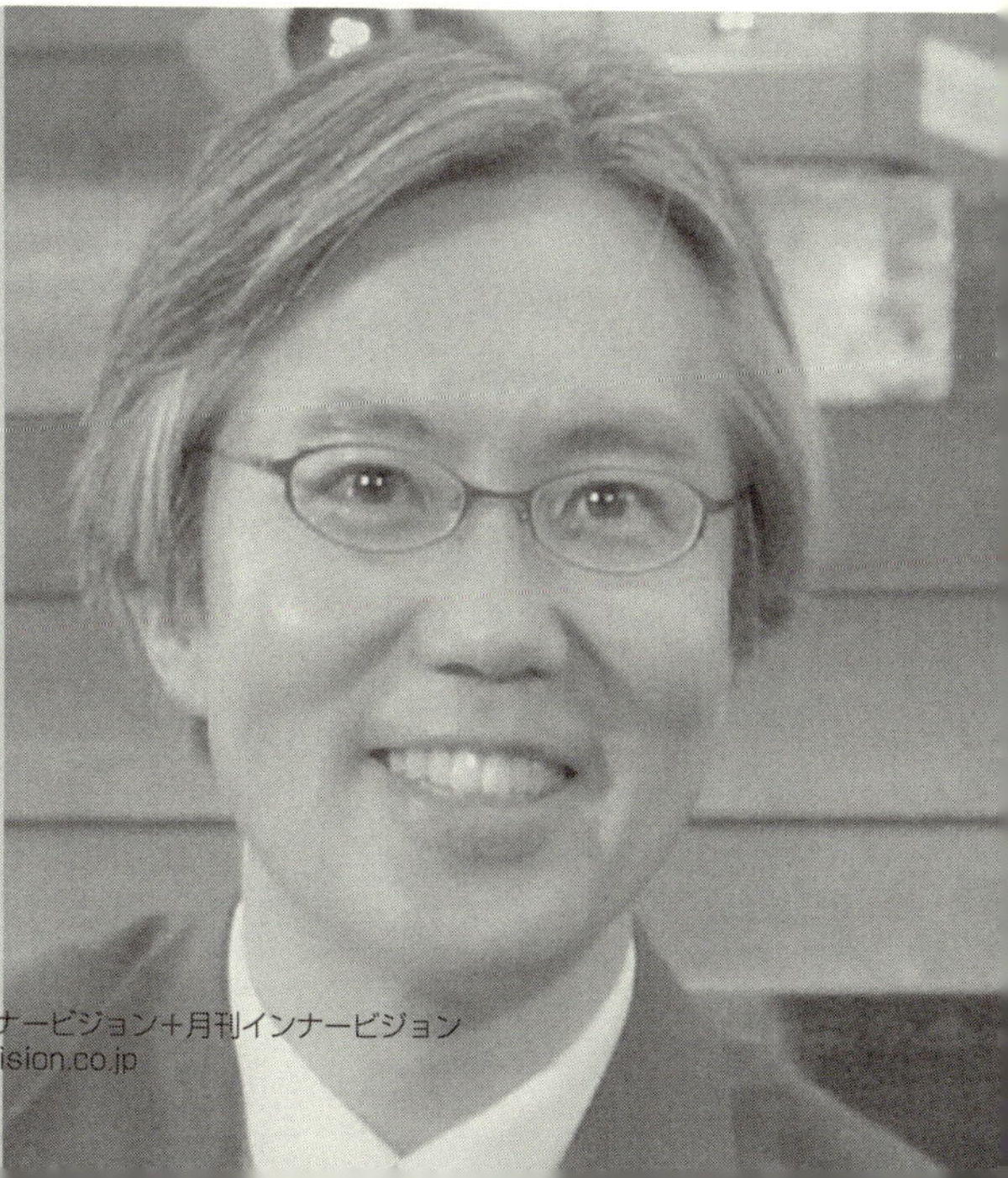

中川恵一

たまにですが、
自分の意見で延命治療をしない
という方はおられますね。

写真協力／(株)インナービジョン＋月刊インナービジョン
http://www.innervision.co.jp

どうせ死ぬなら
がんがいい。死ぬまでに
時間的猶予があるし、
身の回りの整理もできる。

中川恵一

中川　がんですと死ぬまでに時間がありますのでね。おかしな話ですが、たとえば飛行機事故などのように突然死にますと、人に見せたくないとか燃やさないといけないものとか、いろいろありますでしょう。

養老　いや、それだけじゃなくて、急な事故で死んだ場合だと、自分が死んだことにも気付かないっていう状態でね。それこそ成仏《じょうぶつ》できない。まだ自分は死んでいないって状態でさまよってなければいけない。ぷつっと意識が切れちゃうわけでしょ。さらに、残された人が死を納得する時間がまったくないんですね。

僕の母なんか95歳でしたから、死んだのは。死を受け入れられないなんて思いはほとんど残ってません。95歳くらいになると、がんで死ぬとか、何かの病気で死ぬっていうよりも、何で死ぬかわからないけど、とにかく死ぬっていう、そんな感じでしょう。

中川　そうですね。

養老　そこまで生きれば、周りも良かったねっていう感じですから。

中川　それがいちばんいいですね。わかります。

養老　母の場合も、病気で数年間は立てない状態にいましたから、その間にあきらめていきますよね、こちらも。

いろいろですからね、人の死は。やっぱりがんで亡くなろうがなんで亡くなろうが、まず全体のくくりは「人が死ぬ」っていうことで、その次に、単なるがんとか、脳卒中で突然バッタリとかね、くも膜下出血とか……。おっしゃったように、飛行機とかそういうので突然死ぬよりは、がんで死んだほうが、考えるというか心の準備ができるわけで、さまざまな良い点もありますよね。

患者さんを実際、診ておられて、そういったいろいろなこと、ありますか?

中川　はい、たくさんあります。多くの患者さんは、やはり医師から奨められる延命治療を受けることになるわけですが、たまにですね、よくお話しをしたあとに、自分の意見で延命治療をしないという方はおられますね。

ある患者さんは外資系のキャリアウーマンで、乳がんでした。30歳半ばで亡くなりましたが、最初に、完治しないということをお話しして、治療法としては抗がん剤療法がありますと説明しました。すると彼女は、「それはどれくらい私の寿命を延ばすんですか」ということをおききになるので、「2年から3年です」と私は答えました。

さらに彼女は、「それはどれくらいの負担があるんですか？お金はともかく、時間的、とくに肉体的に」とたずね、私は「それは入院も必要でしょう」といったことをお話ししました。

すると彼女は、「それであれば、私は抗がん剤治療を選びません」といわれて、その後、旅行に行かれたり、お酒を飲まれたりして、毎日をエンジョイされました。

もうこれから、あまりお金もいらないから、いままで、お金がもったいなくて飲めなかった高いワインを飲んだりされて、最後は、ある意味、自分の思い描くような死を受け入れておられました。

そうかと思うと、やはり少しでも長く生きたいというふうに思われる方もいらっしゃいます。たとえば仕事のために少しでも長く生きなくてはならないとかですね。ただ、そうはいって

治療の意味を理解して、患者さん自身が納得して治療法を選ぶのが望ましい。

中川恵一

も結果的に抗がん剤の副作用などで仕事もできないわけですね。

自分の意思に反して、ずっと寝ていなきゃいけないという形で迎える死というのも決して少なくありません。

これもどちらが良いとか悪いとかいえるものではありませんし、私も延命治療を否定するのではありません。ただ、患者さん自身が、その治療にいったいどういう意味があるのかということをよく理解されて、そのうえで、納得してご自身で治療法を選ばれるということが必要なんだろうと思いますね。

その点では、医者のいわゆるインフォームド・コンセントというものも、ただ「がんですよ、こういう治療法がありますよ」というだけではなくて、その治療法の本質というか、そこをお話ししないといけませんね。患者さんは延命治療ということから、5年、10年生きられるという感覚を持たれますのでね。

このへんはもっと、医師と患者さんが情報を共有できる関係をつくっていく必要があるんだろうなと思います。

養老　やっぱり、患者さんの年齢って、ずいぶん大事ですね。30歳の方と年輩の方では、治療法もだいぶ違うでしょうねぇ。

中川　そうなんですね。がんっていうのは非常に多様で、そもそもがんには1つとして同じものがないんですね。それにがんだけじゃなくて、がんを患《わずら》う患者さんもすべて違います。でも、医療側はそれを型にはめてやろうとするんですよ。抗がん剤治療のメニューがこうですよ。放射線治療は何回ですよ。でも実際は、なかなかそうしたメニューに当てはまらない。当たり前ですよね。患者さんは1人1人違うんですから。

養老　私も解剖学やってて、いちばん感じたのはそれですからね。教科書をつくるためには、どの人でも同じようなことを書

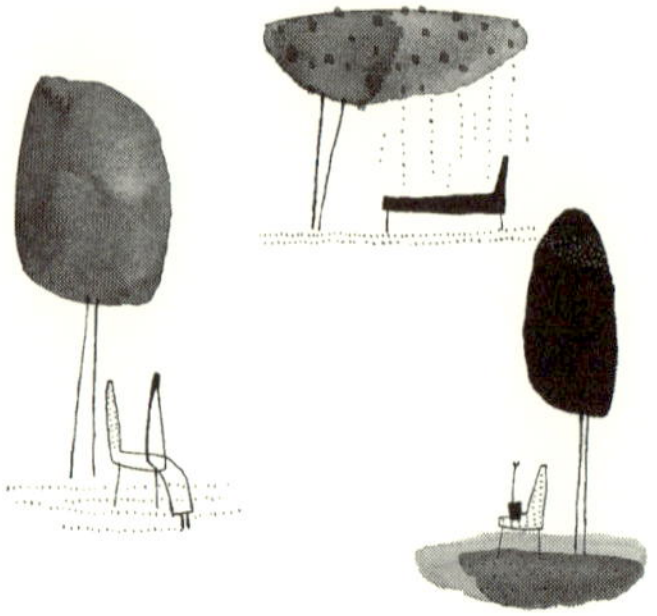

くしかない。しかし、人は1人1人全部違うんですね。

中川　その通りですね。

治ったら勝ち、治らなかったら負け、という考えから脱却しなければ

養老　僕の恩師がこの前、肝臓がんで亡くなったんですけど、もう末期でね。ご本人もご存知でしたけど。知り合いの人が、心配でときどき病院にお見舞いに行っててね。ある日、病室をのぞきに行ったら、先生が、一言、「そんなに急《せ》かすな」っていったって。先生らしいなと思ってね。

　あのくらいの、80幾つでしたかね、あのくらいの年になるとそれだけで余裕がもうできてますからね。

中川　やはりある程度の年齢になってくると、そういうものを

受け入れられる仕組みが人間にはあるんでしょうね。

養老　やはり、患者さんによると思うんですよね。だいたい、お見舞いに行った方が「そんなに急かすな」って、患者の方からいわれて帰ってくるっていうのはね、もう亡くなることをお互いにわかっているわけですよね。そういうふうな余裕というようなものがやはり、人にはありますからね。また先生はそういう方でしたから。そもそも、医科大学で学者やってた人ですからわかってて当たり前ともいえるんだけども、それでもなかなかできないですよね。

中川　そうですね。そもそも緩和医療というのが西洋から入ってきて、それが日本の社会の中で、どういうふうに応用していけば良いかを考えるのは必要だと思うんですが、すべて取り入れる必要はない。ただ間違いなくいえるのは、末期がんの患者さん、がんで亡くなる方も急増していますので、やはり緩和医療というものを、やはりもっと正面から取り上げて議論していく、そういう土壌が必要ですね。そのためにはやはり、そもそも人間は死ぬんだという、ごく当たり前のことを認識する必要があるのではないでしょうかね。

養老　それが逆にいちばんむずかしかったりしてね。死ぬのは間違ったことみたいに、社会が考えてる状況になってきましたんでね。

中川　そうですね。そうなんですよ。病院ですら死ねない。

養老　死ぬのは変だとかね。

中川　そうですね。やっぱりわれわれ医療側も、治ったら勝ち、治らなかったら負けというような考え方から脱却《だっきゃく》する必要があるし、ひたすら、生きるということを追い求めるということだけではなくて、患者さんの考え方、価値観というものをできるだけ尊重しながら医療を行う必要があるんだろうなとは思っています。

養老　でも、同じ社会にお医者さんも患者さんも生きているわけですから、その同じ社会の前提がズレてくると、両者がズレていっちゃうんですよね。いまの死に対する問題なんかは、多分、両方が同じほうにズレちゃってるんですね。

中川　モルヒネなど麻薬の使い方などもそうで、社会の中にいる医師も患者さんも、両方ともズレちゃうというところはありますね。

養老　もう何年も前ですが、あるターミナルケアの集まりに出たことがありましてね。そこでも、やはり日本のお医者さんは、疼痛《とうつう》緩和に麻薬を使わないということをがんの専門の先生が、

痛みに対してとても辛抱強い患者さん。でもやはり、痛みはないほうがいいに決まっている。

中川恵一

しきりにいっておられた。いま、ここでまったく同じことをうかがうんで、驚いているんですよ。そこのところが具体的に改善していないということですよね。

中川　そうですね。増えてはいるんです。ただ、先ほども申し上げましたけど、やはり欧米と比べたら、もうまったく低い。

養老　非常に低いということですね。やっぱり患者さんが辛抱強くて偉いのかな。

中川　辛抱強いですよ。モルヒネを使わないほうが長生きするというふうにも思っておられる。それは逆なんですけどね。やはり痛みがないほうが、結果的には長生きするんです。

養老　痛みに対しては非常に辛抱強くしつけられているというのは、僕らが子どものころは、お産がまったく違っているといわれていたんですね。お産の痛みに対する対処も日本は遅れて入ってきましたよね。がんの場合には、僕はやはり痛みのコントロールっていうことは、専門の方が徹底的におやりになったほうが良いと思いますね。

中川　そうですね。それが基本ですね。それができて、今度その次に心の問題とか。

養老　僕なんか乱暴ですから、それだけ痛いんなら、脳みそに電極突っ込んでコントロールしたほうがいいんじゃないんですかとか、思っちゃうんですよ。

中川　安楽死《あんらくし》の問題ともつながってきますね、それは。安楽死と緩和医療というものはやはり接点があって、ただこれもなかなかむずかしい問題がありましてね。ただ、延命主義でない医療というものが受け入れられる死生観というものを社会の構成員が持つということが非常に重要なことだとは思います。

養老　そういうものを文化も含めた社会システムの中で考えていかなくてはいけませんね。教育も含めて、あるいは家族とか医療制度とか、そういうもの全部が、お互いに関連してきますから、そういうものを見ながら徐々に良くしていくっていうしかないですよね。そういうことは、どこか1つだけ動かそうと思ってもおそらく動かないから、全体として将来良いほうに向かって動いていくということですね。

僕は、そういう医療を具体的にやっておられる先生方は大変だなってことをいつも感じるんですよ。特に「死」にかかわる問題は、要するに社会的にいえばトラブルが起こりやすい、医療訴訟が起こりやすいというようなことがあって、率直な議論がしたくても、なかなかできないわけですね。みんなが考えたくないことでもあるわけ。そんなこと考えたって、答えは出ないだろうって、いきなり頭からいう人からはじまって、常にそういった意見が問題を考えることを妨害するような状況にもなるんで、なかなかむずかしいところがありますよね。

　ですから、やってる方が大変だなって。そういうのをみんながある意味、はたから見てたって当然わかるはずのことなんですよね。死んでいく患者さんに対してどういうふうにケアしていくかってことを考えてくれる人なんてのは、それは給料の問題ではないということは、誰にだってわかるはずなんですよ。そしたら、そういうことをやってる方に対してはできるだけサポートしようということですね。そういうふうな雰囲気ができて、私は当然だという気がするんですよね。

中川　なんとなく勇気付けられました。

養老　それはひいては患者さん自身が楽になることですからね。

見舞いにきた人が「急かすな」と死にそうな患者にいわれる。患者さんが周りに余裕を与えている。

養老孟司

先ほどの僕の恩師の先生の「そう急かすな」っていう言葉じゃないんですけど、患者さんが周りに余裕を与えてるぐらいですから。そうやって、死んでいく患者さんが周りの人にとって無意味でないっていうことをみごとに示しているんですよね。

　見舞いにきた人が「お前、そんな急かすな」って、死にそうな患者にいわれてね。彼自身が、いざ自分が死ぬときに、そうした体験がいかに力になるかっていうことですよ。

中川　それがまさに尊厳ある死ですね。

養老　そうなんです。

死ぬのを助ける医療と、命を助ける医療は共存できない

中川　緩和ケアとターミナルケアというのは、死というものと

不《ふ》即《そく》不《ふ》離《り》の関係にあるわけなんですが、先生は、オランダで安楽死について、さまざまなことを見聞なさってきたわけですけど、オランダの場合には、日本と同じような安楽死の法律的、あるいは社会的なガイドラインというのは、かなり明確になっているんですか？

養老　オランダなんかですと、やっぱり、お医者さん側の要望がどうしても安楽死に関しては、要するに法で定めてくれということですね。なぜそういうふうにいうかというと、あとで刑法で追求されるのは困るという考え方が医者の側にあります。ですから、オランダの安楽死は必ずしも平坦というか、一方の論理で決まっているわけではなくて、そんなこと法律で決めて良いのか悪いのかという問題からはじまっているんですね。だけど、具体的に何かしなければいけないのはお医者さんで

医者としての自分は安楽死を実行する立場でいながら、他の患者さんを診ることができない。

養老孟司

すから、医者の意見というものが、やはりそこではかなり重要になってくるわけです。

中川　なるほど。オランダの安楽死は、がんが多いんですか。

養老　いや、そうでもありません。オランダの安楽死は、実にさまざまなケースがあります。極端なケースで話題になったのは、20歳代の息子さん2人をたまたま事故で亡くされた女性がね、この世に生きている望みがない、旦那さんはとうに死んでる、ということで、自殺の許可を求めてやったというケースがありましたね。

中川　それは負担が大きいですね、医者にとっては。

養老　そうなんです。安楽死をそこまで議論していくと、お医者さんの気持ちの負担ということが非常に大きいですね。つまり医者である自分にとってのターミナルケアですよね。医者としての自分は安楽死を実行する立場にいながら、他の患者さんを診ることができないわけです。当然のことですね。一方で「患者さんが死ぬのを手伝う医療」をしながら、片一方で「助ける医療はできない」というわけですよ。

中川　なるほど。

養老　そういうところは、僕はオランダは大人の社会だなという気がするんですね。問題があればそれは司法にかかわっていくんです。いろいろ法律的な問題がありますけど、そこらへんを医者と司法が絶えずせめぎ合いをしているわけです。そうしたこと自体が健康だと思っているんですけど。

中川　そうですね。やはり、安楽死の問題は、社会の雰囲気的な常識というんでしょうか、それから法律の問題というようなところでコンセンサスを得ていないと、ちょっと不安ですね。

エリートとは汚れ役を背負うこと。世の中からエリートがいなくなった

養老　根本的には、これはいわゆるエリートの問題。つまり社会の中にエリート感覚があるかないかということは、実は、他人にいえないことを黙って背負っていけるかという問題なんですね。その背負っていけるという意味は、そういうことをやったあとでまともに行動ができるという、悪い意味で影響を受けないわけですね。

　だから安楽死はその典型的な問題であって、それを積み重ねていったときに、自分はどう変わっていくかということですね。それが当たり前になって平気になってドンドン殺せって話になるのでは？　と普通の人は思うんだけど、おそらくやってるう

ちにだんだんダメになって、とてもそんなことできませんよ、というふうになるのが、私は人間だと思うんですね。

中川　エリートの限界ですか。

養老　はい。それでね、戦後の日本の社会を見たときに、いちばん問題になるのは、エリートの感覚が多くの人から消えてしまった。つまり、すべての職業にエリート性が消えてしまったんですね。それで、いってみれば本当の意味で人を尊重しなくなってますから、先生がものすごく安くなったでしょ、社会的価値としては。

中川　この建物（東大医学部本館）に飾られている額、あるいは銅像。あれを見ると、本当に昔の東大の先生は偉かったんだなということがよくわかります。

養老　それがだんだん、「偉いふり」になってきて……。このエ

子どもの生殺与奪の権を親自身が握っているということを親は知らない。

養老孟司

リートの問題は、医療にかかわってるし、教育にもかかわってますから。

みなさんお気付きかどうかわからないんだけど、たとえば、最近、幼児虐待《ぎゃくたい》が増えていますけど、これは乱暴にいえば親が大人じゃないともいえるんだけど、もう1つ、自分がエリートの立場になっているということに気が付いていないんですね。親というのは子どもにとっては大変なエリートですよ。

子どもの生殺与奪《せいさつよだつ》の権を親自身は握っているわけで、自分がそんなとんでもない立場にいるっていうことをいまの親は考えないんですね。それをうっかり考えると、今度はとんでもなく重い責任を感じてしまうわけで。だから子どもを持ちたくないんですね。うっかり持ってしまうと今度は虐待する。そんなことしちゃいけませんよってわかりきった話でしょ、これって。

イラクの刑務所でのアメリカ兵の虐待と、いまの日本の子どもの虐待は、まったく同じだって、僕はいうんです。下っ端の兵隊が自分はまさか、独裁者と同じ権力をこの場では持っているということに気が付いていない。どうして気が付いていないかというと、民主主義の中ではみんな平等で、私はどうせ一般市民だとどこかで思っている。ところが、どうせ私は一般市民なんてことは、状況によっては存在しないんですよね。

病院が典型的にそうで、全員が末期のがん患者で苦しんで寝てるところに、元気な看護師さんが1人いたら、彼女や彼はエリートですよ。意地悪しようと思ったら、どんな意地悪でもできるわけでしょ。

中川　しませんよ（笑）。

養老　そうでしょうけどね。だけども同じことでしょ。それが独裁者と同じだっていうのよ。それで僕が民主主義を問題にするのは、要するに民主主義の世の中では、根本的に全員が平等であるとすると、実は状況によって、それぞれの人がエリート化しちゃう可能性があって、それに対してあなたはどうしなきゃいけないんですか、ということがわからなくなってきているんですね。

　それで「偉い」という話になりますが、政治家が典型的にそうですけど、あれは「汚れ役」なんですよね、別のいい方すると。ところが、一般の人のほうで、選挙した相手を自分が汚れ役をあいつにやらしているっていう意識が消えているんですよ。

　安楽死問題が典型的にそうでしょ。みんなが、周りが、もうあの人亡くなってもいいんじゃないかな、本人も苦しそうだから、その場合は死んでいいんじゃないのって思ったりする。で

医者は楽しているとか思っているかもしれないけど、それは誤解。なんなら医者をやってごらん。

養老孟司

も、その「汚れ役」を医者がやった瞬間に、自分が汚れ役をやらしているっていう、後ろめたさが消えてしまうんですよね。

中川　なるほどね。

養老　それは正義でも倫理の問題でもないんですよね。だから僕は、そこに偉い人を立てるんですけど、それは本当に「ご苦労さん」っていう感じなんですよ。

中川　医者もそういうところありますしね。

養老　お医者さんは「ご苦労さん」なんです。患者さんのほうがそれがわからなくなると医療訴訟になってくるんですよ。医者は楽してやがるとか、どこかに何か裏があるんじゃないかと思ったりしているかもしれないけど、とんでもないです。それは誤解だって。「そんなことというんなら、あんた医者やりな」っていうんですよ、あんまりうるさいことという人には。「やってみな」って。そうでしょ。どれだけ立派な医者ができるんだと。だって、自分がお医者さんにやらせていることは一種の汚れ役なんだから。

中川　汚れ役ですよ。

養老　その分、背負ってもらってるんだからねって。それから同時にエリートであるということは汚れ役だよ、てめーら人にそういうことを預けといて、のうのうとしてんじゃないよってことを、ときどきいわなきゃいけないんですよね、それは。でもいまの世の中ではほとんどいわないんですよ、誰も。

がんの告知には演出という思いやりが必要なのでは

養老　僕は、「告知」って非常にね、いろいろな問題があるなと

●がんの告知の状況と告げた人

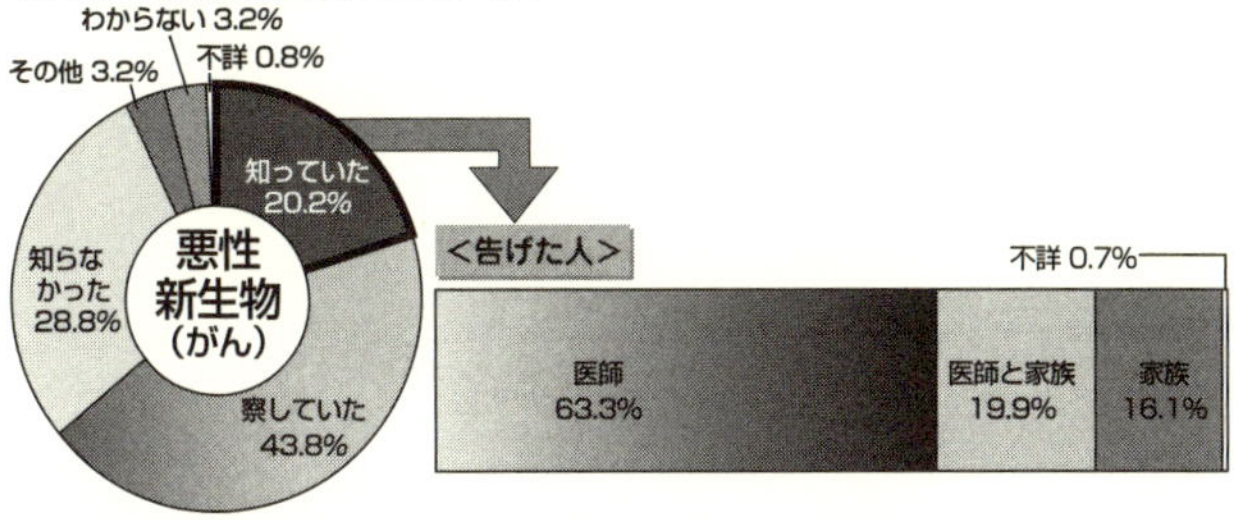

厚生労働省「人口動態社会経済面調査報告　末期患者への医療」（平成6年度）より
「21世紀の末期医療」（中央法規）

思うんですよね。単純に決められるほど、簡単な話じゃないと、いつも思っています。先生は、実際にはどうされているんですか、ご自分では。

中川　基本的には、がんであるということは１００％お話ししています。ただこれもずいぶんと変わりました。東大病院自体も変わってきたと思います。はっきりした統計はないんですが、おそらく8割から9割は告知をしていると思いますね。

先生に講演していただいた9年前、１９９６年の段階では、告知の話がメインテーマでした。告知をするのかしないのかというようなことを話していましたから、そういう点では、かなりあの当時とは変わってきていると思います。

私は、告知は、やはりしたほうが、概念的に良い悪いということはともかく、がんの医療はやりやすいですね。やりやすいというのは、われわれだけでなく、患者さん側も聞いたうえで、悩み苦しみという経過はあるんですが、最終的に全体としてみたときに、その患者さんの闘病が良い闘病になるというふうには思いますね。

　われわれが現実にいちばん困るのは、ご家族に「いってくれるな」といわれたときです。これにはある程度は説得するんですが、日本の家族社会というのは、そういう方が1人でもいると、もう告知ができないんですよ。

　たとえば、遠い親戚の方が地方から上京されてきて、その方が、「どうあってもいうな」といったりすると、たとえその方が患者さんともう何年も会ってないような方でも、そういわれるとなかなか告知しがたいというようなことがあります。

養老　よくわかりますよ。解剖の場合も同じですから。つまり

がんの告知は、医者としての力量が試される瞬間です。

中川恵一

献体《けんたい》がご本人の意思でも、遠くの親戚が出てきたら、まずダメだと思ってるんですよ。それはがんの告知とは別の話ですけど。

中川　告知っていうのは、病名ががんであるということを告げるっていうのは、まず入り口です。でもそこには、やはりさまざまな内容があります。たとえば、命がもう1か月もたないというような告知のあり方もありますし、たとえば、患者さんの体で起こっている病態を説明するような告知もあります。

ですから、一口に告知といってもかなり幅があって、それほど簡単じゃないんですね。「あなたはがんで1か月後に死にます」と紙に書いて済むというようなことはできないわけで。

養老　それはそうですね。

中川　最近思うんですけど、がんの告知というのは、やっぱり先生のようなですね、なんていうんですかね、深みのある役者

「あんたはがんで、治療法はありません」……そういう告知が平然と行われている。

中川恵一

というんでしょうか、自分に中身がないとできないですよ、良い告知は。

　ですから、医者の力量が試される瞬間かなという気はします。多少の演技力は必要です。そうした能力がないと、なかなかきびしい話ができません。

養老　要するに不用意なんですよね、お医者さん自体が。「うちの女房が病院行って、いきなり乳がんだっていわれて寝込んでるんだけど、先生、なんとかしてください」って、よく頼まれましたよ。なんで僕が告知した医者のアフターケアをしなきゃいけないんだよとか思うんだけど。

　告知するとか、しないとかというのは、プラス・マイナスとかマル・バツで分けられるものではないんですよ。昔だってある意味では徐々に告知していたわけですよね。

中川　そうです。ところがいまでも現実にあるんですが、日本の病院の場合、カーテン1枚で仕切られた診察室の大部屋で、そこにすわらされて、突然、「あんたはがんで治療法はありません。3か月後どうなっているかわかりません」。さらには、「ついては転院してください」というオマケまでついてるんです。

そういう告知が平然と行われているんですよ。やっぱり演出は必要です。それは思いやりですよ。そういうものがないと非常につらいです。

偉い先生に「あと半年」といわれたら、日本人は義理がたいから、死にます

養老　有名な話があるんですよ。放射線科の話ですよ。ご夫婦でいらしてね。旦那さんのほうががんで、本人には告知してま

せんから、放射線科の先生が説明するのに苦労するわけですよ。何をいったかくわしくは知らないけれども、とにかく「それでこういうわけで放射線治療します」っていったらね、付き添いできていた奥さんが、「先生、放射線かけるってことは、うちの夫はがんなんですか?」っていった。その瞬間に患者さんであるご亭主が、「お前、先生に向かってなんてこというんだ」って……。そういう社会ですよ、日本は。全部わかってて、お互いに芝居をしていて、そこにアバウトなところをいわず語らず残しているっていう。それができなくなってきたんですね。

中川　そうですね、確かにそうですね。

養老　アメリカ人はそういう点で、単純だって僕はいつもいうんです。そうでしょ。彼らは医療訴訟が起こるとめんどうくさいっていうわけです。医者の自己防衛で徹底的に告知します。

●介護者のがんの告知に対する感想

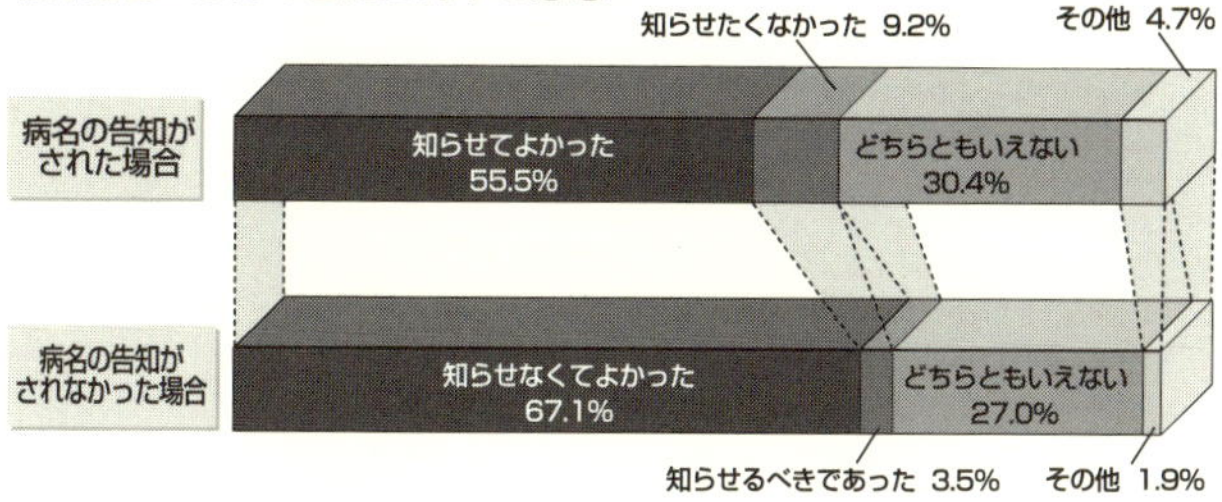

厚生労働省「人口動態社会経済面調査報告　末期患者への医療」（平成6年度）より
「21世紀の末期医療」（中央法規）

だけど、それが人間同士のお互いのあり方かって考えたら、そうとはいえないですね。

かつては日本の社会のほうが、ある意味では非常にソフィストケイトされていましたから、がんをやたらと告知するなというわけですね。いまのように社会全体が変わってきて、単細胞になってくれれば、こっちだって意地でも告知したくなりますよ、私が医者なら。

東大の偉い先生に、あんたの命はあと半年だよっていわれたら、日本人なんて義理がたいから、ちゃんと半年で死んでくれるよって、僕はいつもいってる。日本でいちばんの名医に「あと3か月」っていわれたっていうと、日本人なら本当にあと3か月で死ぬよ、確かに。でも、神様じゃないんだから、実は、そんなことわからない。

中川　そうですね。余命というのがあるんですが、案外わからないですよ。本当にわからないですね。

養老　心理的な影響って大きいでしょうね。

中川　大きいですよ。やっぱり告知は、思いやりのある、医療者側が自分の防衛のためだけにするのであってはいけないというのはとても大事ですね。

養老　だけども、患者さんのほうも訴訟起こすようになるでしょう。要するに、がんといわなかったのは誤診だ、ということになりやすいんですよ。

中川　余命については、医療者は、悪いようにいうんですよ。短くですね。生きてもあと3か月といっておいて4か月になったらこれは……。

養老　良かった、と。

日本人が死を受け入れる背景には「あきらめ」みたいなものがあるように思います。

中川恵一

これから死ぬというのに、痛みをがまんしてどうするの？

中川　患者さんががん、あるいは死に直面したときに、どういう過程を経るのかを研究したキュブラー・ロスというアメリカの方がいるんですが、彼女の研究によると、患者さんは、自分のがんまたは死を、まず「否認」します。次に「なんで自分が？」と「怒り」、「もし治ったら……」と神様と「取り引き」をして、「抑うつ」などを経て、それを「受容」する、というふうにまとめられているんですが、そこでいう「取り引き」とは、神と人間との取り引きなんですよね。そういう考え方が、たぶんにキリスト教的であって、それが日本の患者さんに直接当てはまるかどうかはなかなかむずかしいです。

日本の患者さんが死を受け入れる背景には、何があるのかかなり関心を持っていまして、自然に帰るというような感じでしょうか、西洋人の受容と違った「あきらめ」とでもいうんですかね、無私っていうか、そういうところもあるように思います。それから「あの世」という概念が、やはり患者さんのみならず、われわれにもあるわけですね。死者と生きてるわれわれとの交流、たとえばお盆なんかがそういう典型かと思いますが、そういうことはかなり西欧の考え方と違いますね。このへんはまだまだ、もう少し学んで考えていきたいところでもあります。

養老　大事なことだとも思うし、おもしろい問題だとも思うんですよね。以前、テレビである女医さんがインタビューを受けていましてね。僕ずっと聞いてたんです。たまたま、その中で女医さんがいきなり、というか話の途中で、インタビュアーと

●がんの見通しについての説明の状況

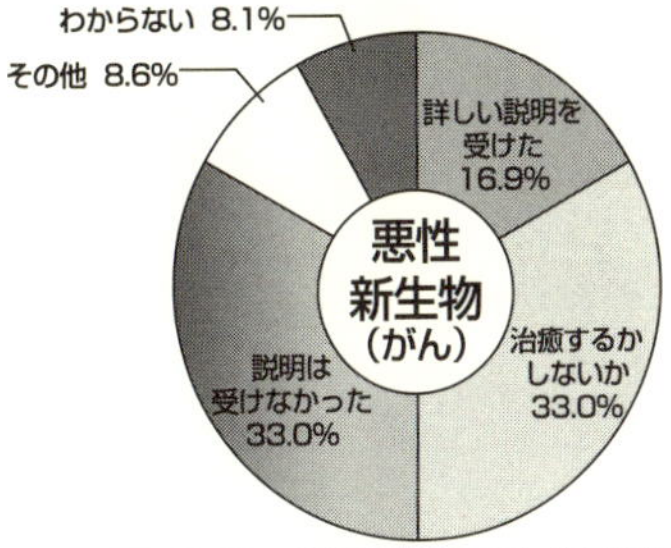

厚生労働省「人口動態社会経済面調査報告　末期患者への医療」（平成6年度）より
「21世紀の末期医療」（中央法規）

司会者に聞き返したっていうか質問したんです。

それは、「ホスピスでいちばん上手に死んでいってる人ってどういう人だと思いますか?」っていう質問だったのね。聞かれた人は当然答えられられないわけです。すると女医さんが、正確な表現は忘れましたけど、「それはね、そのときそのときを精いっぱい、楽しんで生きている人です」って答えていました。

まったくその通りなんです。そのことを日本人は普通の状況で考えてません。そんな生き方を受け入れてないですよ。だいたい、そのときそのときを楽しんで、一所懸命、生きるっていうとですね、その場かぎりの人生だって、すぐにいわれかねないですね。

中川　ケ・セラ・セラというわけですね。

養老　そうです。でもこの場合は、それとは全然、意味が違い

「おれは死ぬんだよな」というときに、痛みをがまんしてどうするのってことに、当然なりますよ。

養老孟司

ます。本当の自分というのは、いま、ここにいるこの自分だっていうことなんです。

中川　自分は変わりますものね。

養老　はい。10年前、10年後の私はいったいどこにいるんだ、ということです。死ぬときの私は、いまの私と同じ私ではあり得ないんです。その私が考える手段って、いまの私がいくら想像してみたってしょうがないから、私は考えない。そうすると、いまの私は何してるんだということになって、これはボヤボヤしていられないということになります。

　だから痛みをとってあげるとか、そうしたことが大事なことだっていうのは、そういうふうに考えないと、いまの私が生きられないですからね。たとえば、いまのこの痛みをじっとがまんして、人生はがまんの上に成り立つんだよなどと考えていたとしてもですよ、「おれ、死ぬんだよな」という話になったときに、「待てよ、おいおい痛みをがまんしてどうするんだよ」という話に、当然なりますよね。

中川　確かにそうですね。死ぬことと痛みをがまんすることのどっちが大切かみたいなことですね。ともかく緩和医療というものを正面から取り上げて議論していく土壌が必要なのですね。そもそも放射線治療も、緩和ケアも、医療の現場でさえ理解は不十分だし、日本でいちばん遅れている分野です。放射線治療は、それでもずいぶん良くなってきたんですが、緩和ケアはまだ本当にスタートを切ったばかりです。

養老　緩和ケアなんて、促成栽培のようにやれるもんではないですからね。

中川　私も人前に出るのはちょっと恥ずかしいところもあるん

ですけど、でもできるだけ多くの人の前で緩和ケアやがん医療といったことについて語っていかなくてはいけないと思っています。そうしないと、患者さんや社会がどんどん最新の医療から遅れてしまい、結局のところ損をするということになりかねないですから。

そうしたことがないように、患者さんの考え方、価値観をできるだけ尊重しながら医療を行う必要があるんだろうなと思っています。

（終わり）

第3部

日本人のがん治療を問う

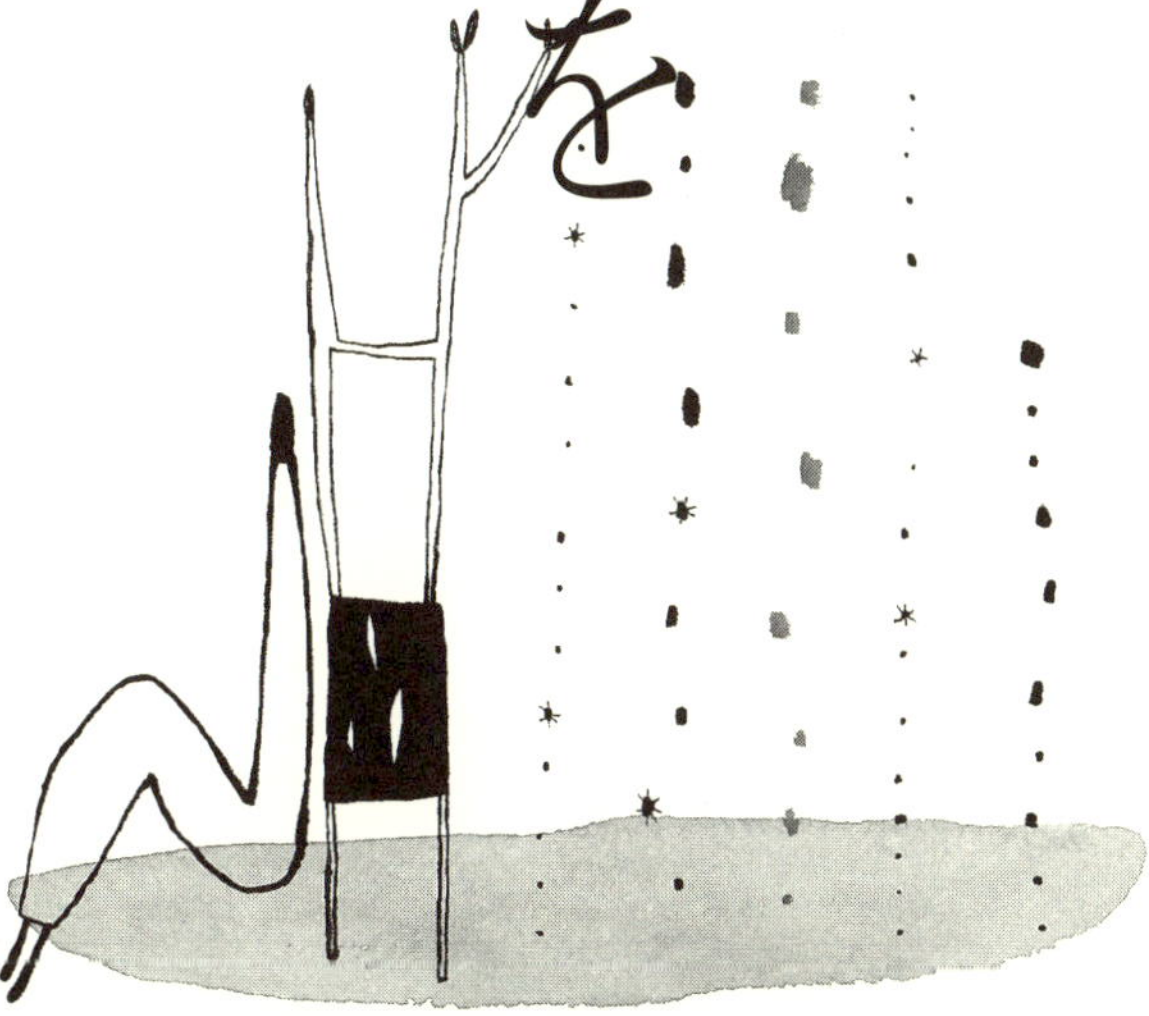

変わるがん治療。
人にやさしい放射線治療へ

若いころ、放射線をがん病巣にだけ完全に集中できれば、がんは１００％治るはず、と考えたことがありました。正常細胞とがん細胞が完全に区別できて、がん細胞にだけ放射線を集中できれば、正常細胞にまったく放射線がかからないため、無限に放射線をかけることができるからです。

これをある程度、現実のものにするには、がん細胞の存在範囲を正確に知ること、がん細胞に放射線を正確に集中させることが、必要です。小さな脳腫瘍《のうしゅよう》といった、「病《びょう》巣《そう》が動かなくて、正常の臓器との境がはっきりしている」という条件の良い相手に対してではありますが、「放射線をがん病巣にだけ完全に集中できれば、がんは治る」という夢を最初に実現したのが「ガンマナイフ」でした。

ガンマナイフの成功に勇気づけられ、さらに、もっと条件の悪い腫瘍、たとえば呼吸によって動く小さな肺がんなどへの挑戦がはじまっています。それには、動くがんを追尾する技術などが必要となります。

これらの技術を実現するには、医療サイドの努力だけでは不十分で、いま、工学の専門家との連携などの動きも盛んになっています。

前にも述べましたが、いま、がんが増えています。現在、日本人のおよそ2人に1人ががんにかかり、3人に1人ががんによって命を落としています。さらに、10年後には、2人に1人ががんで死亡すると予想されています。

がんは、高齢者ほど発生しやすい傾向があり、長く生きるほど、細胞分裂の回数が増えるということとの関連から、高齢化が進むほどがんの発生は多くなります。一言でいえば、日本人の多くが、がんか老衰、つまり老化によって死亡する時代になったのです。

これまでの日本のがんの治療は手術の比重が極端に高く、放射線治療が極端に少ないという特徴がありました。現在、米国では、がん患者の65％が放射線治療を受けていますが、日本では４人に１人程度です。これでも良いほうで、10年前には放射線治療は、がん患者の８人に１人にしか行われていませんでした。

かつて、日本のがんの代名詞は、胃がんでした。昭和35年には、男性のがん死亡の３分の２は胃がんによるものでした。胃がんの治療では、手術が断然、重要で、これによって、がん治療＝手術という、ステレオタイプなイメージが形成されました。しかし、冷蔵庫が普及して、新鮮な食品が口に入るようになった結果、胃がんは減少しました。

一方、高脂肪など、食生活の欧米化にともなって、乳がん、前立腺《ぜんりつせん》がんなど、欧米型のがんが増えています。こうしたがんでは、手術が万能ではなく、放射線治療も、手術と組み合わせて、あるいは単独で、がんを完治させることができます。さらに、がん患者の高齢化が進み、手術に耐えられない患者が増えているため、放射線治療の出番が指数的に多くなっています。

10年後には、日本でも、がん患者の半数が放射線治療を受けることとなります。この時期には、がんでの死亡が全死因の半分を占めるまでになります。

放射線治療医の不足が、新しいがん難民を生む可能性

放射線治療の件数が急増するなかで、これを支えるマンパワーが不足しているのが問題です。日本では、26万人の医師のなかで、放射線治療医はわずか450名程度で、兼務医を併せてフルタイムに換算しても680名たらずです。2015年には、がん患者の2人に1人が放射線治療を受けるわけですから、これでは足りるはずがありません。さらに問題は、放射線治療医の数があまり増えていない点です。放射線治療は病院経営においては、すでに赤字部門ではありません。むしろ、普通に治療を行っていれば十分に黒字になります。さらに、患者数も急増しています。

ならば、なぜ、いまの現金な若い医師は、これから伸びることがわかっているこの分野に入ってこないのでしょうか？

いま、放射線治療の現場では、がんの患者数が急増して、治療に忙殺されています。そんななか、もし、若い医師が忙しい医療業務を避けているとしたら、問題は深刻です。多くの公的病院では、報酬と仕事量は無関係です。「がんばった人が報われる」というあたりまえの原則を医療現場に持ち込まないと、この国の医療に未来はありません。

もう１つの問題は、放射線診断学との関係です。日本の放射線科では、がんを含めたいろいろな病気の画像診断（ＣＴやＭＲＩなど）を行って、病気の診断を行う「放射線診断学」と私（中川）がしているようながんの放射線治療が、１つの科の中に同居しています。放射線診断医は全国で約４０００人いますが、やっていることが放射線治療医とはまったく違います。日本の医学系大学では、放射線治療が放射線診断学と同じ講座に押し込められていて、しかも放射線医学講座の教授の８割が診断学の専門家です。

これが、放射線治療医が増えない遠因になっていると指摘されています。このまま、患者数だけが急増して、治療医が増えなければ、早晩、がん患者の放射線治療難民が出るはずです。すでにこのきざしが見えはじめています。

5年生存率と「勝ち組」「負け組」

5年生存率という言葉があります。がんの治療が終わってから、5年後に何パーセントの方が生きているかという割合を指す言葉です。「5年生存率87％」などと使います。最近は、テレビドラマでも取り上げられた言葉です。

これは、がんの専門家にとって、大きな意味を持つ数字です。というのも、ほとんどのがんで、5年生存率が治癒率を指す数字だからです。つまり、がんは治療が終わって、5年間再発がないことを確認してようやく治癒といえるのです。例外は、乳がんと前立腺がんで、10年たっても再発があり、なかなか「治った」という太鼓判を押せません。20年たって再発などということもないわけではないのです。

ですから、がんが治る、治らないは、治療直後にはなんともいえません。患者さんから、「治りましたか?」と聞かれても、「はい」とも、「いいえ」ともいえないのです。

がんの医療では、最初の治療がなんといってもいちばん大事で、再発してしまうと、まず完治はのぞめません。最初の治療でがんを完全に切りとったり、放射線で消滅させることが必要で、そのあとも、5年間、10年間は安心しきれない状態が続くわけです。逆に、最初の治療がうまくいかず、がんが残っている状態では、完治する可能性は少ないともいえます。

この5年生存率は、がん全体で約50%程度です。くわしくいえば、女性では50%強、男性では50%弱で、女性は男性より、がんにかかりにくいうえ、5年生存率も男性より女性の方がすぐれています。

これまでの医療では、この5年生存率を少しでも良くしようと全力を尽くしてきたといえるでしょう。もちろん、治癒率は少しでも良いに越したことはありません。しかし、この数字は残念ながら、現在、頭打ちになりつつあります。超高齢化社会の中では、当然のことかもしれません。

しかし、いままでの医療が5年生存率をよくする、つまり、最初の治療での「勝ち組」を増やすことに終始してきた結果、最初の治療がうまくいかなかった、つまり「負け組」は省《かえり》みられませんでした。

実際には、いちばん医療の手を差し伸べる必要があるのは、手術に成功して、治ってしまう「勝ち組」ではなく、こうした「負け組」の人たちなのです。激痛に苦しみながら亡くなっていく彼らに、居場所すらありません。手術をした大病院では、もう治療法がないといわれ、市中病院に転院したあとも、長期の入院は無理（長期入院は、保険収入が減るため）と、たらい回しにされている患者さんは少なくありません。

まさに、「がん難民」です。

5年生存率を良くすることも大事ですが、だれが本当に医療を必要としているかを考えてみる必要があるのではないでしょうか。

人生の豊かさは時間の長さとは別。限りある人生を大事に生きる

がん患者の半分くらいの方が、がんで命を落とします。この本の第1部でもふれましたが、がんは進行が穏やかな病気です。治らないと決まっても、死ぬまでには数か月から、多くの場合には1〜2年の猶予《ゆうよ》があります。脳卒中や心臓病と比べて、かなりの時間的な猶予を与えてくれます。それが、私（中川）ががんで死にたいと思っている理由です。

しかし、日本では、この貴重な時間が蹂躙《じゅうりん》されています。この時間が苦しみの時間になっているのです。

欧米では、治癒できないがんを持つ患者さん、痛みなどの症状を持つ患者さんの全人的な苦しみを和らげることを主眼として、緩和医療あるいはポスピスケアの考え方が確立しています。これは、中世ヨーロッパにおいて、キリスト教の精神から、巡礼者、病人、貧窮者《ひんきゅうしゃ》を救済したhospitium（ホテル、ホスピタルの語源）に起源を持ちます。具体的なホスピスケアは、痛みなどの身体的苦痛への対処、死への不安に代表される精神的苦痛への対処、残される者、とりわけ配偶者への対処などが中心的内容となっています。

一方、わが国は、がん放射線治療の後進国ですが、緩和医療は、もっと遅れています。がんの痛みを和らげることは、緩和医療の最も重要な役割ですが、その主流は、モルヒネあるいは類似薬物を薬として飲む方法です。モルヒネと聞くと、中毒などの悪いイメージがあると思いますが、口から飲む分には、安全な方法です。このモルヒネの使用量が、日本はカナダ、オーストラリアの約7分の1、アメリカ、フランスの約4分の1程度と、先進国の中で最低レベルなのです。

モルヒネとその関連薬物（オピオイド）全体についていえば、日本は米国のなんと20分の1程度で、世界平均以下の使用量です。いい方を変えれば、わが国のがん患者さんは、先進国の中ではトップクラスの、世界的平均以上の激しい痛みに耐えているのです。この理由には、「麻薬を使うと中毒になる」「寿命が短くなる」「だんだん効《き》かなくなる」……などの迷信があるようです。

しかし、実際には、モルヒネなどを適切に使って、痛みのない患者さんのほうが長生きする傾向があるのです。痛みがなくなって、良く眠れるのですから、当たり前です。

生命が永遠であれば、5年生存率を高めることこそが大事かもしれません。しかし、人間の死亡率は１００％です。そもそも超高齢化社会では、治癒をめざす治療と緩和ケアの境はあいまいとなってきます。90歳の患者さんの5年生存率を議論しても仕方ないでしょう。

緩和ケアでは、人生の豊かさは時間の長さとは別であると考えます。豊かな人生は、豊かな瞬間の積み重ねです。一瞬一瞬を大事に生きるしか、人生を豊かにする方法はありません。そのためには、がんの痛みに耐えている時間の余裕はないのです。

がんの痛みは強烈で、通常の痛み止めでは効果がありません。痛みに耐えることしかできなくなります。心のケアどころではありません。この意味で、皮肉っぽくいえば、日本には、がん患者の精神的問題は存在しないといえるかもしれません。

問題は、医療者の側に、患者さんの痛みに対する関心が乏しいことです。がんの痛みを取り除くための基本は、モルヒネあるいは類似薬物を薬として飲むという単純なものです。しかし、この方法（ＷＨＯ式がん疼痛《とうつう》管理プログラム）を知らない医師も多いのです。私の勤務する東大病院で、医師とナースを対象に行ったアンケート調査によると、ＷＨＯ式のがんの疼痛管理プログラムを「知っている」あるいは「ある程度知っている」割合は、医師で約40％、看護師にいたっては20％というレベルでした。これは知識がないというより、患者さんの痛みに関心がないからなのではないでしょうか。

ただし、医師は社会を映す鏡です。私たちは、いままで「痛みはがまんするもの」と教えられてきました。このメンタリティーは若い世代にもあるようです。「痛みはがまんしたほうがいい」「薬は飲まないほうが体にはいい」という心理の背景には、「死なない自分」という意識があるのではないでしょうか。

「命には限りがあり、それゆえ尊い」ということをもう一度考える必要があります。「がんになって、このことに気付いた、がんになって良かった」という患者さんは少なくありません。

人生の時間を各人に与えられた資源と考え、大事に使っていくという気持ちが、「がんの壁」を乗り越えるためには必要です。

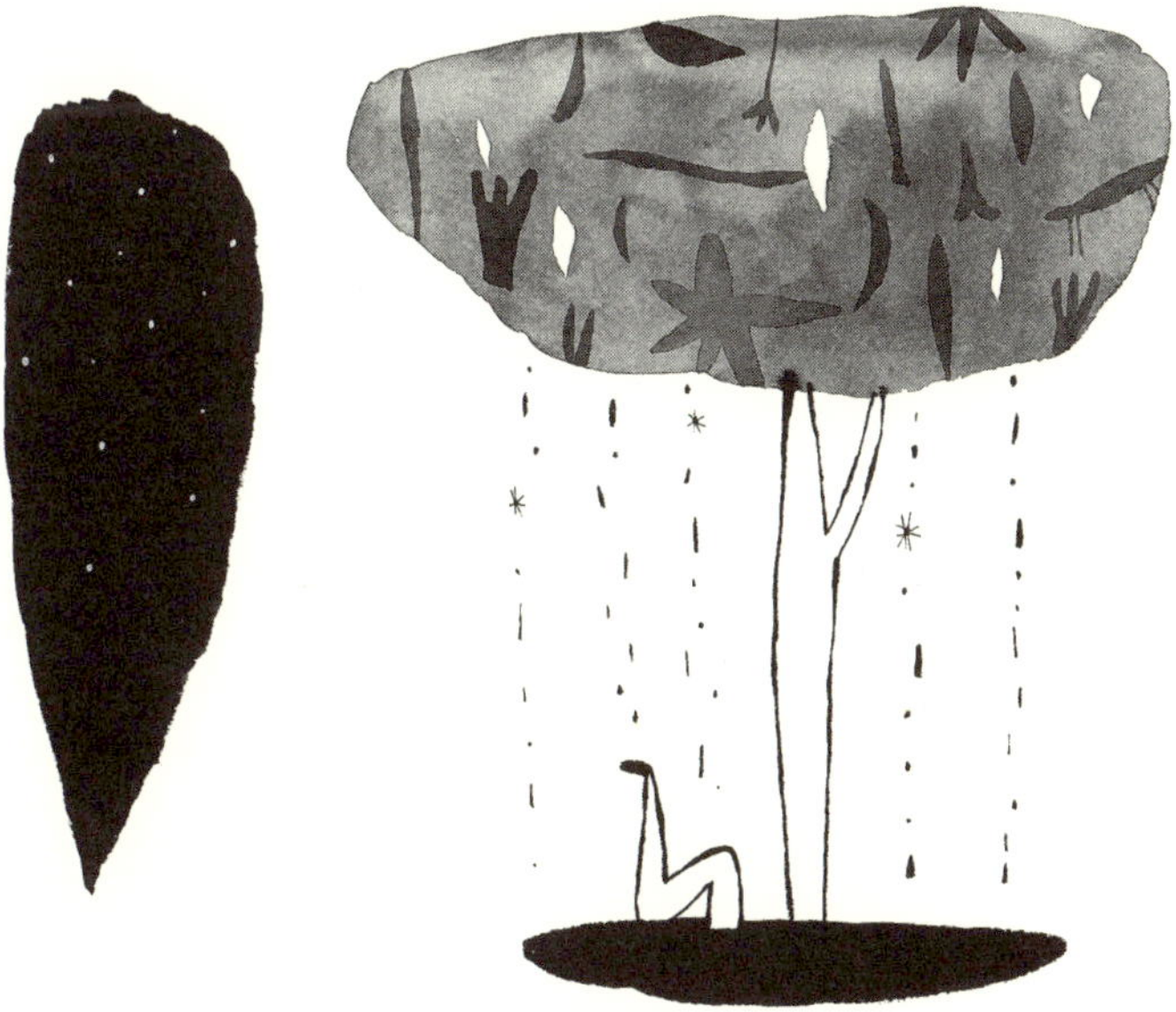

日本人の自己と個性

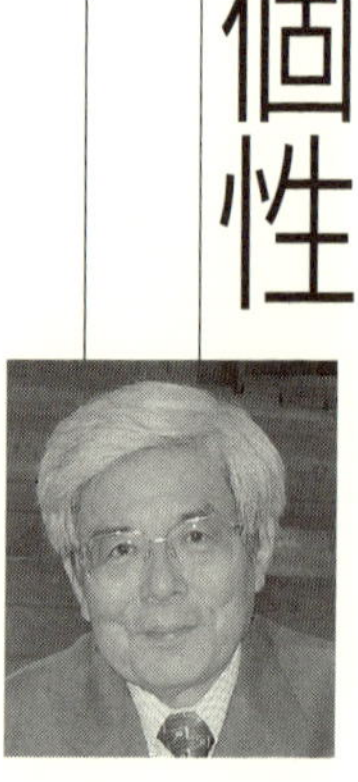

養老孟司

「変わらない自分」なんてあるわけがない

日本人の死に対する意識の中で、とくに興味深いのは「自分は死なない」という思い込みではないかと思うんです。「生と死は連綿とつながっている」という、かつての日本人ならだれでも持っていた独特の死生観を妨害しているのは「個性のある私」、そして「本当の私」……これではないかと思っているんです。

つまり、「個性的な私」というのは、考えることに個性があって、ある独創性があるように、多くの人が思い込んでいるのではないか。実際、子どものころからそういうふうに教えられてきたわけだけれども。しかもそこには「三つ子の魂《たましい》百まで」というように、生まれてから死ぬまで、本質的には変わらないこの「私」があるわけです。だから一所懸命「自分探し」をして、いつか自分は「本当の私」になるのだというわけですね。

ところが、そういう常識が付いてくると、当然のことですが、死ねないんですよ。なぜかっていうと、「変わらない私がいる」ということが前提にあると、「死」ということに考えが及ばないのですね。明日もあさっても、明々後日も、このいまの私がずっと続くという思い込みがありますから、病気であれ事故であれ、災害であれ、まさか自分のこの身にそうした災難が起こるなどとは考えられない。なぜ、この自分が死ななくてはいけないのだっていう論理になってくるんです。

変わらない自分が最初からあるという、間違った概念を持ってしまっているんですね。その発想の根本にあるのが、「私は私である」という西洋の近代的自我でしょう。もともと日本人には、そういう思想はありませんでした。たとえば鴨長明《かものちょうめい》の「方丈記」の冒頭に「行く川の流れは絶えずして、しかももとの水にあらず」という名高い一説がありますけど、まさにそのとおりで、人間も世界も常に変化しているものだ、万物流転であるという思想を持っていたんですね。

人間は変わります。だから、本当の自分というのは、10年前の私でもなく、10年後の私でもない。「いまここにいるこの自分なのだ」ということです。では、10年前の私ってどこにいるんだ？　あるいは10年後の私って、いったいどこにいるんだ？――　それをずっと考えていると、死の問題というのは、別な意味で遠くなります。死ぬときの私は、いまの私と同じ私ではあり得ないのですから。そもそも「変わらない自分」なんていうものは、あるわけがないですからね。

本当に「個性的」「独創的」な人間は「へん」

いままでの話と全然関係ないように聞こえるかもしれないけど、このあいだ大阪の街をタクシーで走っていたら、ハローワークの大きな垂れ幕が下がっていました。そこには「自分に合った仕事が見つかるかもしれない」って書いているわけです。それを読んだ瞬間、「ふざけんじゃねぇ。何が自分に合った仕事だ」と、思いましたよ。

　仕事というのはそういうものじゃないでしょう？　社会とか他の人が、自分も含めてね、いろんな人がスムーズに動くために必要だから生じてくるのであって、だれもその仕事のために生まれてきてなんかいないわけです。つまり、もともと自分に合った仕事が存在しているわけじゃなくて、仕事に自分を合わせて人は生きていくのですよ。

だってそうでしょう。僕は長年、解剖学を学び、教えてもきましたが、解剖に適した人なんて生まれてくると思いますか？　いるわけないでしょう、そんな人……。

10年経ったら課長になって、20年経ったら部長になったとか、いろいろビジョンを描いていても、そんなの途中で死んだらどうするんだよってことですよね。だいたい、働いている途中で、そんなことには価値がないってことに変わることが普通ですよね。自分がやりたいことはここではなかったとかね。

だから、そういう誤解があって死ねなくなっちゃっているんですよね。いろいろなことが重なっていると思う。なんとなく私ってものがあるような気がして、そして自分の考えることは人とは違って独自のものだっていうふうに、それが個性だとか思い込む。ところが自分の考えることが人と違ってたら、そしてそれを突き詰めていったらどうなるかっていうと、「へん」になるんじゃないかってことですよ。

なぜかっていうと、本当に独創的な人っていうのは、他の人の目から見ると、やってることがわからないからですよ。素っ裸になって電車に乗ったり、服を着たまま温泉に入るとかね、その人独自の世界をつくっていても、周囲がそれを理解できなければ「へんな人だ」っていうことになる。

ノーベル賞というものがありますけれど、これはその人がやっていることが万人にわかるから、賞をくれるんですよ。でも、それのどこが独創だよ、と思いませんか。だれもわからないことが、ホントの個性で、ホントの独創じゃないのか？　と。

感情だって同じですよね。たとえば葬式で大笑いしてはしゃぎまわる。こういった万人が共感できない、いわゆる個性的な感情は、世間では許されませんよね。もしだれかが自分だけの怒りで何かしたら大変なことになります。そんなことはわかり切ったことです。ある程度生きてくればわかります。一般的にいわれている個性とか独創なんて、そんなものです。まわりで「個性的」「独創的」などと騒いでいるほど、現実は、個性や独創性を求めていないことのほうが多いんじゃないかと、疑ってかかったほうが無難ですね。

第4部

がんとの上手なつきあい方

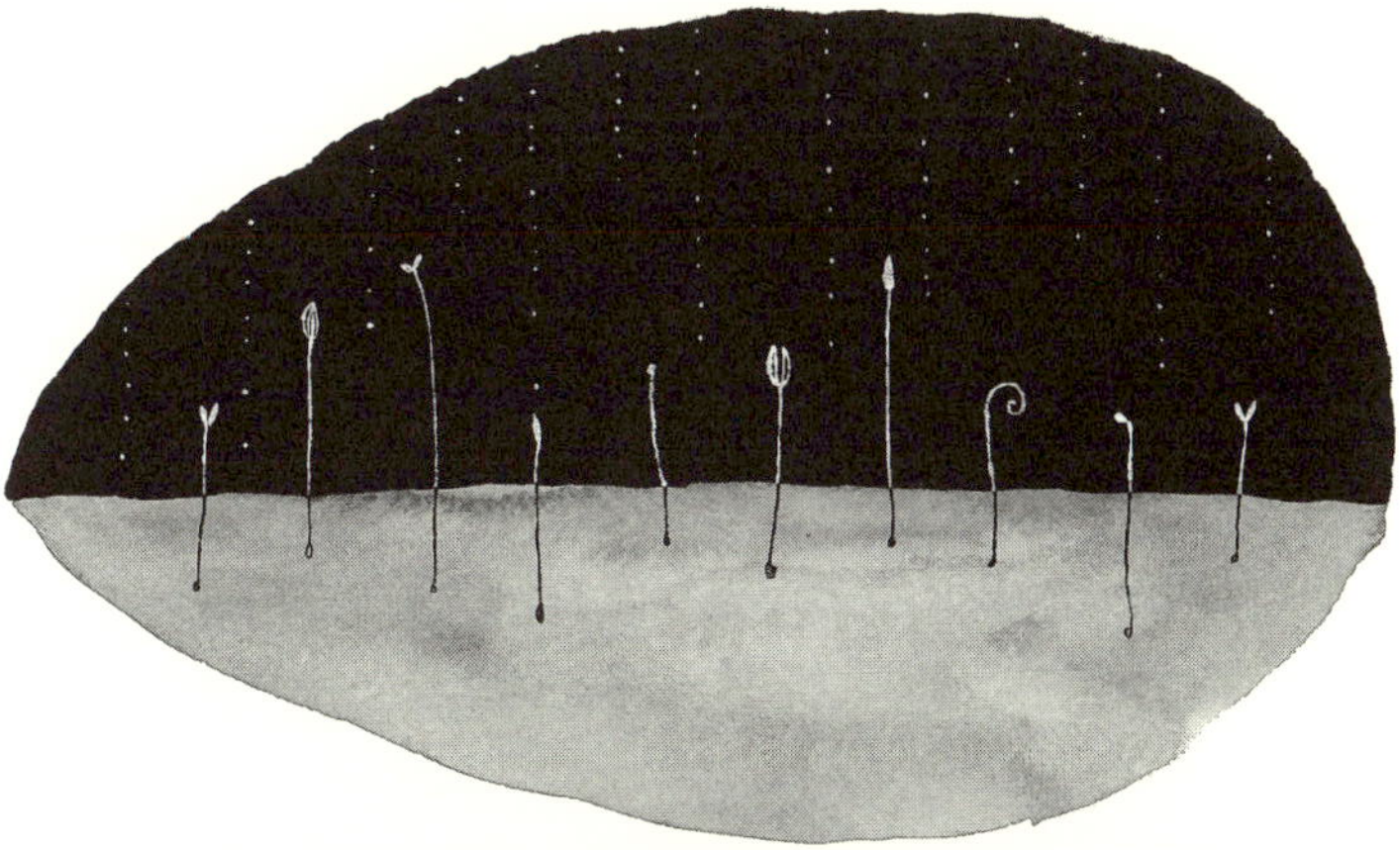

がんを告知することにどんな意味があるのか。

余命の告知は必要なのか

最近は、日本でもがんを告知するのがふつうになりました。国立がんセンターのように、がん患者のすべてに告知を行っている施設もありますし、たとえば乳がんなどでは、ほとんどの場合、患者さん本人に告知が行われます。

がんの告知が一般的になってきた背景には、インフォームド・コンセント（説明と同意＝医師から治療の内容や目的などについてよく説明を受けて、患者さんが同意した上で治療を受けること）が日本の医療現場でも定着し、治療の選択の決定権は、医師ではなくて患者さん自身にあるという考え方が広まってきたことが大きいでしょう。また治療技術も進歩し、がんは不治の病ではなくなったこと、さらに患者さん自身が病気を理解してがんの治療にあたったほうが、治療効果が高いことなどもあげられます。

告知という言葉には、何か医師が一方的に患者さんに病名を告げるといった印象がありますが、主体はあくまでも患者さんです。患者さんには自分の病気について知る権利がありますから、情報を開示するスピーカー役として、医師を使うという立場なのだと思います。

自分で納得できる治療を選択するためには、正しい病名を知って、現在の病状を把握することからはじまります。そこから医師と一緒になって、最善の治療法を考えていこうというのが、インフォームド・コンセントであり、がんの告知の考え方なのです。

最近は「自分ががんになったときは真実を知らせてほしい」と希望する人も多いようです。ある調査では、7割以上の人が「がんの告知を望む」と答えています。

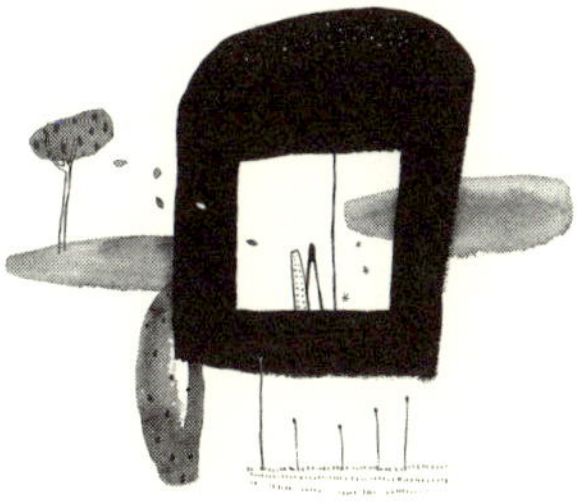

しかし同じ調査で、家族ががんになったときに本人に知らせるかという問いに対しては、約8割の人が「本人には告げないだろう」と答えています。つまり多くの人は、自分の告知は望むが、家族ががんになったときの告知は望まないと考えているわけです。日本では一般にがんの告知は最初に家族に告げて、家族の同意をもとに本人に告知しますから、このデータからみるかぎりでは、本人が告知を望んでいても、家族の意向で真実を知らされない場合が少なからずあることがうかがえます。

実際、家族の方から「真実を告げられたら、本人はショックに耐えられないと思う。告知は避けたい」といわれるケースが少なくありません。たしかに、がんを告知された本人の衝撃は非常に大きいものでしょう。その姿を見ることは家族にとってつらく苦しいことです。しかし、正しい病名を本人に知らせない場合、家族はうそをつきとおすつらさもあるはずです。病状が進行すれば、患者さん自身も医師の説明と実際の病状の違いに気づくものです。

「本当の病気はなんなんだろう」と悶々《もんもん》と悩み、医師や家族に対する不信感でいっぱいになることも少なくありません。さらに患者さんには治療の選択権が与えられていないわけですから、本人が望まない治療を受けることになるかもしれません。

一口に「がんの告知」といっても病名や、病状、治療法など告知の内容にはいろいろあります。末期がんや進行がんでは、予後（余命）のことも告知に含まれます。予後の告知をすべきか否かについては、医師の間でも意見が分かれるところです。とくに高齢の患者さんにはついては予後の告知はしないと考える医師も少なからずいます。

しかし、私（中川）は高齢の患者さんであっても、予後の告知はありえると考えています。なぜなら、患者さんの命はほかならぬ患者さん自身のものだからです。限られた時間を、どのように過ごすかを考えることは非常に大切なことでしょう。やり残した仕事を整理したり、家族に遺言状を残したり、会っておきたい友人もいるかもしれません。もちろん、患者さんに希望をもってもらうことが前提となります。

そうやって心の準備をして迎える死と、なんの準備のないまま迎える死との間には大きな差があると思えるのです。

告知は、がんと向き合い、闘うためのスタートラインです。そして、それは、有限の時間をいかに幸せに生きるかを考える第一歩となります。

告知したい医療者側。患者には「聞きたくない権利」もある

がんの告知をするときはどんなにベテランの医師でも緊張します。告知は、患者さんががんと向き合うための第一歩となるからです。

告知を受けた直後は、ショックのあまりなかなか事実を受け入れられないものでしょう。「頭が真っ白になってしまった」という言葉をよく聞きます。また「がんという言葉は二度と聞きたくない」といった否認の気持ちも強く現れるでしょう。がんであることを受け入れ、がんと向き合えるようになるまでには、やはり時間がかかり、医師や看護師、家族などの周囲の支えが必要です。

ですから、がんの告知は説明に十分な時間をかけながら、病名、病状、治療法と患者さんの心の動きに合わせて、いくつかの段階に分けて行われるべきだと考えています。

　私も告知をするときには、できるだけ段階を経て時間をかけて説明するように心がけています。がんであることを告げたら、患者さんが次の説明を受ける心の準備ができるように、時間をあけるようにします。

　医師は、患者さんの痛みをともに分かち合う覚悟で告知をすることが必要でしょう。面談をしながら患者さんの反応や顔つきから心の動きを読んで、告知のタイミングや告知の仕方に配慮できる医師が本当の意味でのプロなのかも知れません。

　しかしながら、ただ告知をすればいいといった姿勢の医

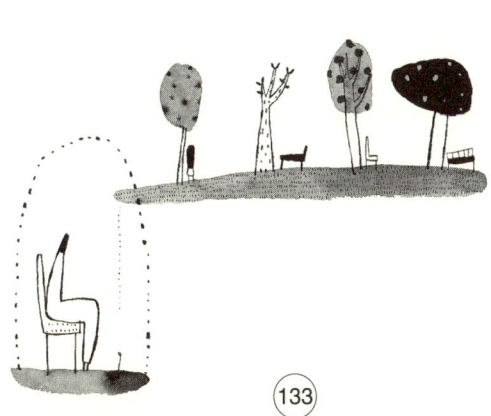

師も、実のところ少なくありません。「あなたはがんですよ。申し訳ないけれど、治りません。あと3か月の命です。何か質問はありませんか」といういい方をする、配慮に欠けた、非常に一方的な告知の仕方です。これは、告知ではなく宣告でしょう。

前の項で述べましたが、患者さんは自分の病気のことを知る権利があります。しかし、知りたくない、つまり「知らないでいる権利」もあるのです。東大病院では、入院時に患者さんに「もし病気が悪性であり不治であるという場合、あなたに知らせますか」というアンケートをとることがあります。また、アンケートをとらないまでも、患者さんがどこまで知りたいかということを医師や看護師がさりげなく聞いたり、入院時に質問する施設も多いようです。

望まない告知をされたり、あるいは望んでいるのに告知がなされなかったということがないように、患者さん側からも防衛策が必要でしょう。検査を受けるときに、医師や看護師、そして家族に、告知の有無や自分はどこまでの説明を望んでいるのかをあらかじめ伝えておくとよいかもしれません。

医師とのコミュニケーションをとるためのコツ。面談前に準備しておくことは

インフォームド・コンセントは、告知だけでなく、検査や手術、薬物療法などあらゆる場面で行われます。そんなふうにお話しすると、身構えてしまう人もいるかもしれませんが、日々の診療の医師と患者さんとのやりとりがインフォームド・コンセントそのものなのです。患者さん自身が納得して治療を受けるためには、疑問をあとまで残さないことが肝心なのですが、実際には医師の説明がわかりにくくて理解できなくても、医師への遠慮や緊張から思うように質問ができなかったという声を多く聞きます。そこで、面談の前には次のような準備をしておくとよいでしょう。

●告知や面談には親しい人や家族に同席してもらう……

家族や友人など、親しい人に同席をしてもらって、告知や病状、治療法の説明を受

けるとよいでしょう。1人で聞くよりも思い違いが少なくなります。

また本人が聞きづらいことも、家族や親しい友人がいれば、第三者の立場で医師に質問することができるでしょう。身近に同席してもらう人がいない場合は、看護師に同席を頼みましょう。

●わからないことは率直にたずねる……

医師は、なるべくわかりやすい言葉で説明をするように心がけますが、それでも言葉が足らなかったり説明不足であったりすることも少なくありません。わからないときは「いまの言葉は、どういうことですか」と遠慮しないで質問してください。質問しないでいると、医師は患者さんが理解したものと判断してしまうからです。

また、たとえば他に治療法の選択肢があっても、患者さんに聞かれなかったから答えなかったと考える医師もいるのです。「こんなことを聞いてもよいのだろうか」などと考えることはありません。いままで医学を勉強してきたわけではないのですから、わからなくても当然なのです。気になることは質問して、むずかしい言葉はわかりやすくいい換えてもらって、ときには医師に腫瘍《しゅよう》のできている部位やがんの広がりの範囲などを図に描いてもらって理解する必要もあるでしょう。

●わかるまで説明をしてもらう……

一度ですべてをわかろうとしなくてよいのです。とくに、気持ちが動揺しているときは医師の説明が頭に入りにくく、1回の説明では理解できないことも多いでしょう。「質問はありませんか」と医師に聞かれても、何をどこからどのように質問してよいかわからないということもあります。また治療法については、医師の考えに納得できない場合もあるでしょう。そんなときは、医師にあらためて面談の日をとってほしいと申し出ましょう。患者の質問に面倒くさそうな態度を示したり、何度も面談は必要ないと突き放した態度をするようなら、今後もその医師とはよいコミュニケーションは結べないと考えて、病院をかえる選択も出てきます。

●質問事項はメモ書きにして整理しておく……

次回の面談までに、聞きたいこと、不安なこと、疑問点等を箇条書きにして準備しておくとよいでしょう。文字に書くことで、自分の中でも疑問点が整理できます。また、筆記用具は面談のときにも持参して、医師の話をメモしておくとよいかもしれません。医師の話が理解できているかどうか確認するためにも、面談の最後には「先生のお話は、つまりこういうことですよね」と、自分の言葉で医師に話してみましょう。「理解したはずだ」という双方の思い違い、思い込みが避けられます。

がんと診断されたら、医師に確認しておくべきこと

自分の病状や治療の見通しについて正しい情報を知ることで、ときにはつらい現実と立ち向かわなければなりません。しかし、自分の体のことだからこそ、ありのままの情報を知って、自分で納得できる治療法を選びたいものです。がんの告知を受けた段階で、心理的な動揺から医師の説明を理解できないまま「おまかせします」といっ

てしまう患者さんもいますが、納得のいかないまま治療を受けると、あとになって別の形で不満が出てくることがあります。

また、がんの検査や治療には、副作用が出たり、手術によってどこかの部位の機能が失われるといったリスクやデメリットが伴うものです。治療法を選択するときには、その治療法を行う目的とそれに伴うリスクを患者さんがきちんと理解しておくことが大切です。わからないことは、率直に医師にたずねてください。現在ではインターネットや書籍などで、がんに関するさまざまな情報を提供していますから、自分でも情報を集めてみましょう。患者の会などに連絡して、経験者の意見を聞くのもよいでしょう。そして医師と十分に話し合いながら、自分にとってベストな治療法は何かを考えていきましょう。

［医師に確認したいこと］

●どの臓器にできた、どんな種類のがんか

最初にできたがんの部位を原発巣《げんぱつそう》といいます。胃がん、肺がん、子宮がんなど一般

的に病名は原発巣の名称で呼びます。また、がんのタイプ（扁平上皮《へんぺいじょうひ》がん、腺《せん》がんなど）によって、治療法も変わってきますので、がん細胞のタイプも確認しておきましょう。

●おおよその病期と転移の有無を聞く

治ることが考えられるのか、あるいはちょっとむずかしい状況なのかを知るためにも、おおよその病期と転移の有無を知ることは大切です。また治療法の選択肢の範囲も、病期により変わってきます。

一般にがんの病期（進行状態）は0期、Ⅰ期、Ⅱ期、Ⅲ期、Ⅳ期に分類されます。この分類は、①原発巣の部位、②原発のがんの大きさ、③リンパ節への転移、④遠隔《えんかく》転移の有無の4つの組み合わせで考えられ、ＴＮＭといった形で示されます。

Ｔ（チューマー）は腫瘍のことで、原発巣に関する情報です。がんの大きさ、深さにより1～4までの段階があります。Ｎ（ノード）はリンパ節の転移の程度を表し、0～3の段階があります。そしてＭ（メタシタースシス）は、ほかの臓器の遠隔転移の有無で０（転移なし）あるいは１（転移あり）で示します。たとえば食道がんの扁平上皮がんで、「Ｔ３Ｎ１Ｍ０」という場合は、原発巣の広がりは３の段階でけっこう進んでおり、リンパ節の転移もあるが、他の臓器には転移をしていない。つまり、病気はⅢ期の段階にあるということになります。

●どんな治療法があるのか？

①治療の目的（治癒なのか症状緩和なのか）。②治療法の選択は、どのような理由からなのか。③その治療法を行った場合、治癒の可能性はどのくらいあるのか、再発のリスクはどのくらい減るのか。④手術を行う場合は、どんな方法で行うのか。⑤化学療法や放射線治療は必要か。⑥示された治療法は「標準治療（大規模な臨床試験によって、現状でもっとも効果の高い治療法であることが科学的に立証された治療法のこと）」であるのかどうか。⑦治療によって期待できる効果とリスク（副作用、後遺症、合併症など）。⑧リスクに対してはどんな対処法があるのかなど、できるだけ具体的に聞いておきましょう。

そして手術後には、がんがすべて切除できたのかどうか、再手術は必要か、また手術後に必要な治療法などについても確認します。

なお、「治すことがむずかしい」と告げられた場合については、治療をした場合としない場合とでは余命の期間がどれくらい変わり、その間どんな生活を営むことができるのかといったことが大きな問題になります。そのうえであくまでがんと闘う、あるいは積極的な治療は受けないといった選択肢が出てきます。

セカンド・オピニオンを求めるとき、担当医師の不興をかわないか

納得のいく治療を受けるためには、主治医に遠慮をしないでセカンド・オピニオンを求めることがすすめられます。診断や治療方針は、医師や医療機関によって違うことがあるからです。また、日本のがん治療は残念ながら医療格差が大きいのが現実で

す。とくに初回治療は予後を大きく左右しますから、立場の異なる複数の専門家の意見を聞いて、治療法を選ぶのは当然のことでしょう。

セカンド・オピニオン＝転院ではありません。セカンド・オピニオンは、第二、第三の専門家の意見を聞くことによって現在の担当医の診断や方針が妥当であるかどうかが判断できます。妥当であると判断できれば、担当医のもとで納得して治療を受けることができるでしょう。一方で、専門領域や立場の違う医師から意見を聞くことによって、主治医が提示する治療以外の選択肢があることが明らかになることもあります。

がんには、外科、腫瘍内科、放射線科などいくつかの専門領域がありますが、初期から緩和医療までいちばん知っ

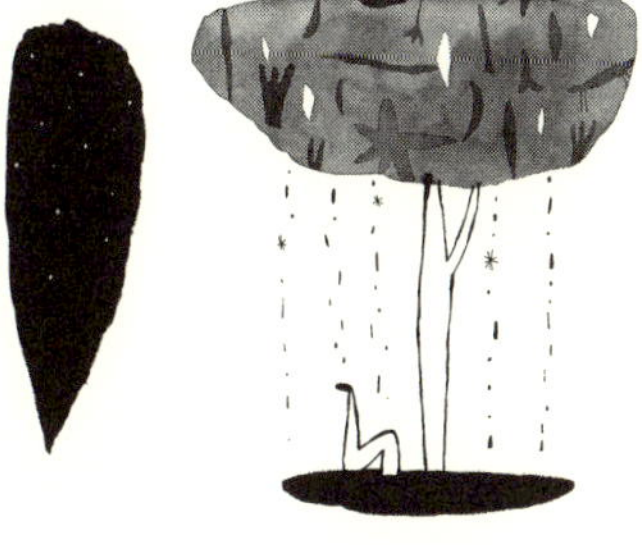

ているのが放射線治療医かもしれません。セカンド・オピニオンは、放射線治療医に求めるのも1つの方法でしょう。

患者さんの心配は、セカンド・オピニオンを求めることで、主治医の機嫌を損ねないかということでしょう。けれどもいまやセカンド・オピニオンを求めることは医療者の間でも常識となっています。それで機嫌を損ねるような医師なら、転院を考えましょう。

信頼関係が結べない医師と二人三脚でがんの治療ができるわけもありません。

自分の命を預けるのですから、信頼できる医師を根気よく探してください。患者会などで教えてもらう方法もあります。

セカンド・オピニオンを求めるときには、基本的には医師の紹介状（病気の経過や診断、現在までの治療、現在の病状などが書いてあります）と検査データが必要です。担当医師にセカンド・オピニオンを求めたい旨をきちんと話して、紹介状を依頼し、検査データを借りましょう。

告知後の患者の心の揺れ。否認から受容へ

アメリカの精神科医で、『死の瞬間』の著者でもあるキュブラー・ロス博士が、がんの告知を受けた患者さんがどのような心理的な経過をたどるのかを研究したところ、心理的なプロセスは、次のような段階を経る人が多かったといいます。

①否認……最初は「自分ががんであるはずはない。何かの間違いだ」と否認する気持ちが強く現れます。

②怒り……次にくるのが怒りです。「よりによって、なぜ自分ががんにならなくてはいけないのか」「享楽的《きょうらくてき》に生きているあの人はがんにならないのに」といった怒りの気持ちです。

③取り引き……たとえば、「病気が治ったら、これからはよき家庭人となる」など、神

に取り引きを求める気持ちが現れます。

④抑うつ……気分が落ち込み食欲がなくなる、眠れない、だれとも話したがらなくなるといったようすがみられます。

⑤受容……心の葛藤の末、やがて起こる受容とあきらめの気持ちです。死に対する覚悟が少しずつできてきます。

もちろん、すべての人がこのように教科書どおりの順序をたどるわけではないでしょう。否認と怒りが同時に起こったり、これらの感情が波のように押し寄せては消えて繰り返すといった形で、さまざまな心の動きを経ることになります。また、たとえ治らないがんであっても、あきらめて死を受容したりせずに、最後まで希望を持って前向きにがんと闘う患者さんもいます。

大切なのは、告知を受けたあとに患者さんが心理的に孤立しないようにすることでしょう。そのためには、医療者や家族のサポートが不可欠です。また患者会などでの患者さん同士の支えあいも大きな力になります。

告知後の患者の気持ち、家族の接し方

告知後の患者さんの気持ちは大きく揺れ動き、いろいろな思いが錯綜《さくそう》します。苦しんでいる患者さんを見て、家族は腫《は》れ物をさわるような振る舞いをしてしまうことがあるようです。病気のことはいっさいふれないようにしたり、患者さんががんの話をしようとするとあわてて話をそらしたり。あるいは情緒不安定になりがちな患者さんを避けたり、家族が必要以上に明るく振る舞ったり。

けれどもそうした態度は、かえって患者さんの孤立感を深め、家族とのミゾを広げていきます。

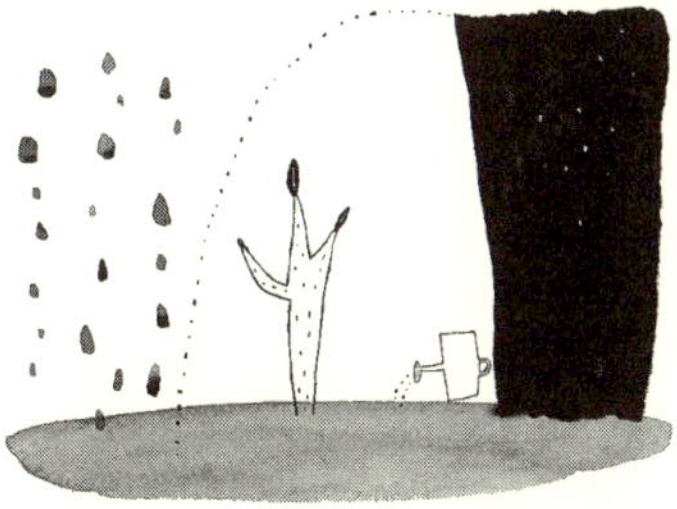

がんになったからといって、患者さんが変わるわけではありません。特別扱いをされることは患者さんにとって苦痛以外の何ものでもありません。これまでどおり患者さんと接して、患者さんの話によく耳を傾けてください。患者さんが情緒不安定になっているときは、そこから逃げずに、しっかりと受け止めてあげてほしいと思います。日本人は、感情を出すことが苦手ですが、つらい、苦しい、悲しいという感情を抑えたり、感情を出すことを恥じる必要はないと思います。悲しいときは、患者さんと一緒に泣けばいいのではないでしょうか。

また、「がんばろうよ」「元気出して！」「1日も早く治そうよ」などの励ましも、患者さんにとっては大きなプレッシャーになります。「がんばれ」といわれると、患者さんは「これ以上、何をがんばればよいのか」とかえって心を閉ざしてしまいます。慰めや励ましよりも、むしろ患者さんの話をいつでも聞くよという態度が必要でしょう。患者さんにどのようなサポートが必要なのか悩んだり迷ったりするときは、看護師や医師に相談してください。

手術万能の医療の中で、放射線治療が有力な選択肢となるがんは？

一般にがんの治療では、外科的治療（手術）、抗がん剤治療、放射線治療といった、それぞれの治療を活かすことにより、高い治療成績とＱＯＬ（クオリティ・オブ・ライフ＝生活の質）が得られます。ところが世界ではがん患者の半数が放射線治療を受けているのに、日本では、がん患者の４人に１人が放射線治療を受けているにすぎません。

これまで日本人には胃がんが多く、治療法は手術がメインでしたが、現在は欧米人に多かった肺がんや乳がん、大腸がん、前立腺がんなどが増えています。

これらのがんは、手術治療だけでなく放射線や抗がん剤による治療も必要です。

放射線治療の技術も進み、現在は早期がんの場合なら、手術とほぼ同程度の治療成績をあげることができます。とくに舌《ぜつ》がん、喉頭《こうとう》がん、咽頭《いんとう》がん、鼻・鼻腔《びくう》がんなどの頭頸部《とうけいぶ》がんや、食道がん、子宮頸《しきゅうけい》がん、前立腺がんなどは、放射線治療が有力な治療の選択肢となります。急増している乳がんも、早期ならば手術で病巣をくり抜いたあとに放射線治療をかけることで、10年生存率が8割以上になります。放射線治療のいちばんの特徴は、早期がんを手術せずに治すことでしょう。

たとえば喉頭がんでは手術をすると声が出なくなりますが、比較的早期の喉頭がんなら、放射線治療で発声機能を残したまま治療できます。放射線治療はまた、副作用や患者さんへの負担が少ないことから、末期がんの患者さんのＱＯＬを高めるためにも用いられています。

このようにがん治療で大きな役割を担《にな》っている放射線治療ですが、放射線治療の専門医が少ないのが現状です。日本には放射線治療のできる施設が７００か所ほどありますが、放射線治療の専門医は４５０名ほどしかいません。高齢化がすすむほど、がん患者は増えていきますから、放射線治療医の育成が望まれます。

なお、放射線治療の専門医は「日本放射線腫瘍《しゅよう》学会」のホームページで公開しています。参考にしてください。

治らないがん患者の行く先は？ がん難民といわれる人たち

最近は、たくさんの病院ランキングの本が出ています。病院側もまた、治療成績を上げるために、根治が期待できる初回治療の患者さんばかり重視する傾向があります。

したがって、がんが全身に再発した患者さんや治療がむずかしいがんでは、「もう治療法はありません」と切り捨てられてしまうケースが少なくありません。こうして行き場がなくなってしまった人たちがいわゆる「がん難民」とい

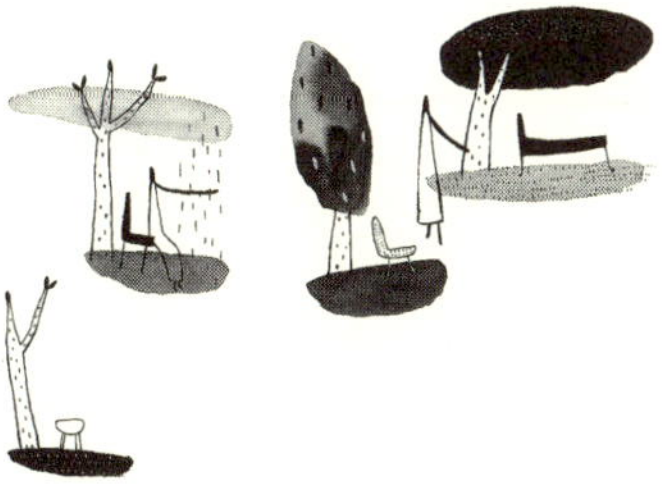

※日本放射線腫瘍学会ホームページ● http :// www. jastro. jp /

われる人たちです。

病院ランキングというのは初回治療の成績です。初回の治療がうまくいかなかった人が、次にどうするのか。本当は医療情報がもっとも必要なこうした患者さんたちのために、しっかりした情報がないのが現状です。

日本のがん医療は、初回の治療をする局所療法の専門家と、ターミナルケアを行う緩和医療の専門家といった形で、がん医療の専門家が二極化しています。その隙間《すきま》を埋めているのが代替《だいたい》医療なのではないでしょうか。

もっとも象徴的だなと思うのは、がんセンターのホームページに緩和医療のリストが載っていることです。つまり、ここで治らなかった人は、緩和医療を探してくださいということでしょう。

しかし、治らない＝ホスピスではないはずです。

たとえばがんが再発して、2年後には確実に死を迎えるという人でも、症状が進行するまでは、みなさんふつうに仕事をして、ふつうに過ごしています。治らないけれど、いまは生活に支障がないという人たちが、実はいちばん苦しんでいるのだと思います。こうした患者さんたちをどう支えるかということが、日本のがん医療でもっとも欠けているところでしょう。

医療機関が患者さんにケアの手を差し伸べてこないのであれば、患者さん自身が、患者会に相談したり、あらゆるツテやコネを頼るなどして、病気のこととか自分の生活の質を高める努力をしていくべきでしょう。

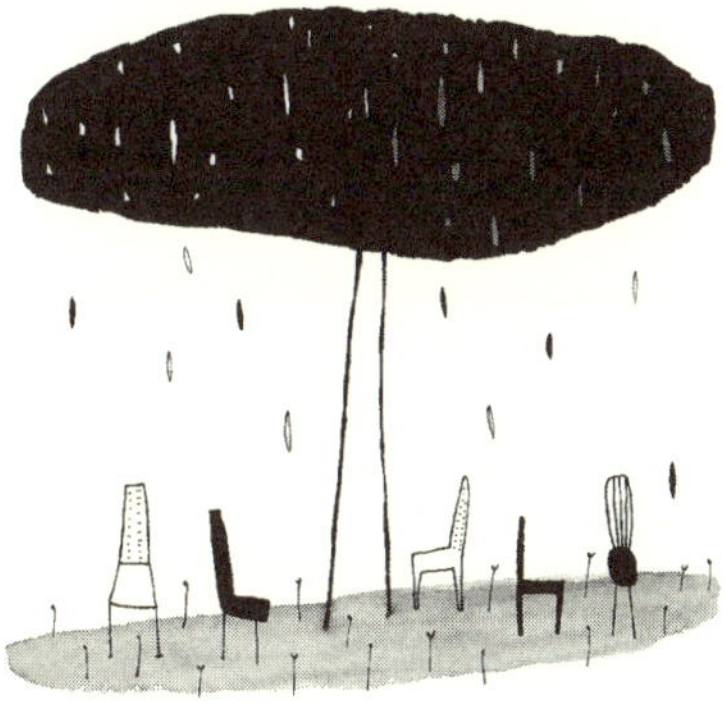

ホスピス・緩和ケア病棟のある施設

表の施設は、厚生労働省の認可を受けた緩和ケア病棟のある施設です（今後、随時増えていく予定）。これ以外にも、緩和ケア病棟を準備中の病院や緩和ケアチームを有している医療機関があります。その他の施設については、近くの医療機関などへお問い合わせください。

北海道

東札幌病院
〒003-8585　札幌市白石区東札幌3条3-7-35　☎011-812-2311

恵佑会札幌病院
〒003-0027　札幌市白石区本通14丁目北1-1　☎011-863-2101

札幌ひばりが丘病院
〒004-0053　札幌市厚別区厚別中央3条2-12-1　☎011-894-7070

札幌南青洲病院
〒004-0801　札幌市清田区里塚1条2-20-1　☎011-883-0602

時計台病院
〒060-0031　札幌市中央区北1条東1-2-3　☎011-251-1221

日鋼記念病院
〒051-8501　室蘭市新富町1-5-13　☎0143-24-1331

函館おしま病院
〒040-0021　函館市的場町19-6　☎0138-56-2308

森病院
〒041-0801　函館市桔梗町557　☎0138-47-2222

洞爺温泉病院
〒049-5892　虻田郡洞爺村字洞爺町54-41　☎0142-87-2311

青森

青森慈恵会病院
〒038-0021　青森市大字安田字近野146-1　☎017-782-1201

宮城

東北大学付属病院緩和ケアセンター
〒980-8574　仙台市青葉区星陵町1-1　☎022-717-7986

光ヶ丘スペルマン病院
〒983-0833　仙台市宮城野区東仙台6-7-1　☎022-257-0231

宮城県立がんセンター
〒981-1293　名取市愛島塩手字野田山47-1　☎022-384-3151

山形

山形県立中央病院
〒990-2292　山形市大字青柳1800　☎023-685-2626

秋田

外旭川病院
〒010-0802　秋田市外旭川字三後田142　☎018-868-5511

福島

医学研究所附属坪井病院
〒963-0197　郡山市安積町長久保1-10-13　☎024-946-0808

茨城

水戸済生会総合病院
〒311-4198　水戸市双葉台3-3-10　☎029-254-5151

つくばセントラル病院
〒300-1211　牛久市柏田町1589-3　☎029-872-1771

筑波メディカルセンター病院
〒305-8558　つくば市天久保1-3-1　☎029-851-3511

栃木

栃木県済生会宇都宮病院
〒321-0974　宇都宮市竹林町911-1　☎028-626-5500

栃木県立がんセンター
〒320-0834　宇都宮市陽南4-9-13　☎028-658-5151

群馬

西群馬病院
〒377-8511　渋川市金井2854　☎0279-23-3030

埼　玉

上尾甦生病院
〒362-0051　上尾市地頭方421-1　☎048-781-1101

埼玉県立がんセンター
〒362-0806　北足立郡伊奈町大字小室818　☎048-722-1111

千　葉

千葉県がんセンター
〒260-8717　千葉市中央区仁戸名町666-2　☎043-264-5431

山王病院
〒263-0002　千葉市稲毛区山王町166-2　☎043-421-2221

国立がんセンター東病院
〒277-8577　柏市柏の葉6-5-1　☎04-7133-1111

君津中央病院
〒292-8535　木更津市桜井1010　☎0438-36-1071

国保旭中央病院
〒289-2511　旭市イ-1326　☎0479-63-8111

東　京

聖路加国際病院
〒104-8560　中央区明石町9-1　☎03-3541-5151

賛育会病院
〒130-0012　墨田区太平3-20-2　☎03-3622-9191

永寿総合病院
〒110-8645　台東区東上野2-23-16　☎03-3833-8381

ＮＴＴ東日本関東病院
〒141-8625　品川区東五反田5-9-22　☎03-3448-6100

木村病院
〒146-0083　大田区千鳥2-39-10　☎03-3758-2671

東京衛生病院
〒167-8507　杉並区天沼3-17-3　☎03-3392-6151

救世軍ブース記念病院
〒166-0012　杉並区和田1-40-5　☎03-3381-7236

東京都立豊島病院
〒173-0015　板橋区栄町33-1　☎03-5375-1234

日本赤十字社医療センター
〒150-8935　渋谷区広尾4-1-22　☎03-3400-1311

東京厚生年金病院
〒162-8543　新宿区津久戸町5-1　☎03-3269-8111

佼成病院
〒164-8617　中野区弥生町5-25-15　☎03-3383-1281

桜町病院
〒184-8511　小金井市桜町1-2-20　☎042-388-2888

救世軍清瀬病院
〒204-0023　清瀬市竹丘1-17-9　☎0424-91-1411

東京病院
〒204-8585　清瀬市竹丘3-1-1　☎0424-91-2111

信愛病院
〒204-0024　清瀬市梅園2-5-9　☎0424-91-3211

聖ヶ丘病院
〒206-0021　多摩市連光寺2-69-6　☎042-338-8111

日の出ヶ丘病院
〒190-0181　西多摩郡日の出町大久野310　☎042-597-0811

神奈川

川崎社会保険病院
〒210-0822　川崎市川崎区田町2-9-1　☎044-288-2601

井田病院かわさき総合ケアセンター
〒211-0035　川崎市中原区井田2-27-1　☎044-766-2188

神奈川
昭和大学横浜市北部病院
〒224-8503　横浜市都筑区茅ヶ崎中央35-1　☎045-949-7000
神奈川県立がんセンター
〒241-0815　横浜市旭区中尾1-1-2　☎045-391-5761
横浜甦生病院
〒246-0031　横浜市瀬谷区瀬谷4-30-30　☎045-302-5001
衣笠病院
〒238-8588　横須賀市小矢部2-23-1　☎046-852-1182
ピースハウス病院
〒259-0151　足柄上郡中井町井ノ口1000-1　☎0465-81-8900

新　潟
新潟こばり病院
〒950-2022　新潟市小針3-27-11　☎025-232-0111
長岡西病院
〒940-2081　長岡市三ツ郷屋町371-1　☎0258-27-8500
南部郷厚生病院
〒959-1704　中蒲原郡村松町甲2925-2　☎0250-58-6111

富　山
富山県立中央病院
〒930-8550　富山市西長江2-2-78　☎076-424-1531

福　井
福井県済生会病院
〒918-8503　福井市和田中町舟橋7-1　☎077-623-1111

石　川
石川県済生会金沢病院
〒920-0353　金沢市赤土町ニ13-6　☎076-266-1060

長　野
愛和病院
〒380-0904　長野市大字鶴賀1044-2　☎026-226-3863
諏訪中央病院
〒391-8503　茅野市玉川4300　☎0266-72-1000
健康保険岡谷塩嶺病院
〒394-8588　岡谷市内山4769　☎0266-22-3595
新生病院
〒381-0295　上高井郡小布施町851　☎026-247-2033

岐　阜
岐阜中央病院
〒501-1198　岐阜市川部3-25　☎058-239-8111

静　岡
静岡県立総合病院
〒420-8527　静岡市北安東4-27-1　☎054-247-6111
神山復生病院
〒412-0033　御殿場市神山109　☎0550-87-0004
聖隷三方原病院
〒433-8558　浜松市三方原町3453　☎053-436-1251
静岡がんセンター
〒411-8777　駿東郡長泉町下長窪1007　☎055-989-5222

愛　知
名古屋掖済会病院
〒454-8502　名古屋市中川区松年町4-66　☎052-652-7711
協立総合病院
〒456-8611　名古屋市熱田区五番町4-33　☎052-654-2211
南生協病院
〒457-8540　名古屋市南区三吉町6-8　☎052-611-6111
安城更生病院
〒446-8602　安城市安城町東広畔28　☎0566-75-2111
愛知国際病院
〒470-0111　日進市米野木町南山987-31　☎0561-73-3191
海南病院
〒498-8502　海部郡弥富町前ヶ須新田南本田396　☎0567-65-2511

三重　藤田保健衛生大学七栗サナトリウム
〒514-1295　久居市大鳥町向廣424-1　☎059-252-1555

滋賀　大津市民病院
〒520-0804　大津市本宮2-9-9　☎077-522-4607

彦根市立病院
〒522-8539　彦根市八坂町1882　☎0749-22-6050

滋賀県立成人病センター
〒524-8524　守山市守山5-4-30　☎077-582-5031

京都　薬師山病院
〒603-8479　京都市北区大宮薬師山西町15　☎075-492-1230

日本バプテスト病院
〒606-8273　京都市左京区北白川山ノ元町47　☎075-781-5191

大阪　淀川キリスト教病院
〒533-0032　大阪市東淀川区淡路2-9-26　☎06-6322-2250

湯川胃腸病院
〒543-0033　大阪市天王寺区堂ヶ芝2-10-2　☎06-6771-4861

高槻赤十字病院
〒569-1096　高槻市阿武野1-1-1　☎072-696-0571

耳原総合病院
〒590-8505　堺市協和町4-465　☎072-241-0501

阪和第二泉北病院
〒599-8271　堺市深井北町3176　☎072-277-1401

喜多病院
〒596-0003　岸和田市中井町1-12-1　☎0724-43-0081

兵庫　神戸アドベンチスト病院
〒651-1321　神戸市北区有野台8-4-1　☎078-981-0161

社会保険神戸中央病院
〒651-1145　神戸市北区惣山町2-1-1　☎078-594-2211

六甲病院
〒657-0022　神戸市灘区土山町5-1　☎078-856-2065

東神戸病院
〒658-0051　神戸市東灘区住吉本町1-24-13　☎078-841-5731

姫路聖マリア病院
〒670-0801　姫路市仁豊野650　☎0792-65-5111

和歌山　和歌山県立医科大学附属病院
〒641-8510　和歌山市紀三井寺811-1　☎073-447-2300

鳥取　藤井政雄記念病院
〒682-0023　倉吉市山根43-1　☎0858-26-2111

岡山　岡山済生会総合病院
〒700-8511　岡山市伊福町1-17-18　☎086-252-2211

岡山中央奉還町病院
〒700-0026　岡山市奉還町2-18-19　☎086-251-3833

広島　広島パークヒル病院
〒733-0851　広島市西区田方2-16-45　☎082-274-1600

県立広島病院
〒734-8530　広島市南区宇品神田1-5-54　☎082-254-1818

安芸市民病院
〒736-0088　広島市安芸区畑賀2-14-1　☎082-827-0121

呉医療センター
〒737-0023　呉市青山町3-1　☎0823-22-3111

廿日市記念病院
〒738-0060　廿日市市陽光台5-12　☎0829-20-2300

広島

総合病院三愛
〒720-0031　福山市三吉町4-1-15　☎084-922-0800

公立みつぎ総合病院
〒722-0393　尾道市御調町市124　☎0848-76-1111

白龍湖病院
〒729-1321　三原市大和町和木1504-1　☎0847-34-1218

山口

山口赤十字病院
〒753-8519　山口市八幡馬場53-1　☎083-923-0111

山陽病院
〒755-0241　宇部市東岐波685　☎0836-58-2300

安岡病院
〒759-6604　下関市横野町3-16-35　☎0832-58-3711

香川

三豊総合病院
〒769-1695　三豊郡豊浜町姫浜708　☎0875-52-3366

徳島

近藤内科病院
〒770-8008　徳島市西新浜町1-6-25　☎088-663-0020

愛媛

松山ベテル病院
〒790-0833　松山市祝谷6-1229　☎089-927-2133

高知

細木病院
〒780-8535　高知市大膳町37　☎088-822-7211

高知厚生病院
〒781-8121　高知市葛島1-9-50　☎088-882-6205

もみのき病院
〒780-0952　高知市塚ノ原6-1　☎088-840-2222

図南病院
〒780-0806　高知市知寄町1-5-15　☎088-882-3126

いずみの病院
〒781-0011　高知市薊野北町2-10-53　☎088-826-5511

福岡

木村病院
〒812-0044　福岡市博多区千代2-13-19　☎092-641-1966

たたらリハビリテーション病院
〒813-0031　福岡市東区八田1-4-66　☎092-691-5508

原土井病院
〒813-8588　福岡市東区青葉6-40-8　☎092-691-3881

及川病院
〒810-0014　福岡市中央区平尾2-21-16　☎092-522-5411

さくら病院
〒814-0142　福岡市城南区片江4-16-15　☎092-864-1212

村上華林堂病院
〒819-8585　福岡市西区戸切2-14-45　☎092-811-3331

久留米大学病院
〒830-0011　久留米市旭町67　☎0942-31-7759

聖マリア病院
〒830-8543　久留米市津福本町422　☎0942-35-3322

北九州市立医療センター
〒802-0077　北九州市小倉北区馬借2-1-1　☎093-541-1831

聖ヨハネ病院
〒803-0846　北九州市小倉北区下到津3-5-8　☎093-562-7777

新日鐵八幡記念病院
〒805-8508　北九州市八幡東区春の町1-1-1　☎093-671-9723

栄光病院
〒811-2205　糟屋郡志免町別府58　☎092-935-0147

佐 賀 佐賀県立病院好生館
〒840-8571 佐賀市水ヶ江1-12-9 ☎0952-24-2171
河畔病院
〒847-0021 唐津市松南町119-2 ☎0955-77-2611

長 崎 朝永病院
〒850-0862 長崎市出島町12-23 ☎095-822-2323
聖フランシスコ病院
〒852-8125 長崎市小峰町9-20 ☎095-846-1888

熊 本 イエズスの聖心病院
〒860-0079 熊本市上熊本2-11-24 ☎096-352-7181
熊本地域医療センター
〒860-0811 熊本市本荘5-16-10 ☎096-363-3311
御幸病院
〒861-4172 熊本市御幸笛田6-7-40 ☎096-378-1166
健康保険人吉総合病院
〒868-8555 人吉市老神町35 ☎0966-22-2191
西合志病院
〒861-1104 菊池郡西合志町御代志812-2 ☎096-242-2745

大 分 大分ゆふみ病院
〒870-0879 大分市金谷迫313-1 ☎097-548-7272
黒木記念病院
〒874-0031 別府市照波園町14-28 ☎0977-67-1211

宮 崎 宮崎市郡医師会病院
〒880-0834 宮崎市新別府町船戸738-1 ☎0985-24-9119
三州病院
〒885-0037 都城市花繰町3街区14 ☎0986-22-0230

鹿児島 相良病院
〒892-0833 鹿児島市松原町3-31 ☎099-224-1800
サザン・リージョン病院
〒898-0011 枕崎市緑町220 ☎0993-72-1351

沖 縄 オリブ山病院
〒903-0804 那覇市首里石嶺町4-356 ☎098-886-2311
アドベンチスト・メディカルセンター
〒903-0201 中頭郡西原町字幸地868 ☎098-946-2833

（2005年4月現在、143施設。他にも承認申請を準備中の医療機関がある）

在宅ホスピスケアを行っている団体や施設を知るには

日本ホスピス・在宅ケア研究会

在宅ホスピスに関する活動を行い、いろいろな情報を提供している。全国の在宅ケアを行っている医療機関や在宅ケア医をインターネットのホームページで紹介している。
ホームページ：http://www.hospice.jp/

末期がんの方の在宅ケアデータベース

グループ・パリアンという在宅ケア支援組織が運営している下記のホームページで、在宅ホスピスケアを行っている全国の医療機関を紹介している。
ホームページ：http://www.homehospice.jp/db/db.php
（グループ・パリアンのホームページは http://www.pallium.co.jp/）

※電話番号、ホームページアドレスは予告なく変わることがあります。ご注意ください。

＊本書は、BSジャパンの番組「自分を生ききる」を
元に、新たに執筆、再構成したものです。

自分を生ききる―日本のがん医療と死生観―

2005年8月10日　初版第1刷発行

著　者　中川恵一、養老孟司
発行者　田中修
発行所　株式会社　小学館
〒101-8001 東京都千代田区一ツ橋2-3-1
電話　　編集　03-3230-5128
　　　　販売　03-5281-3555
振　替　00180-1-200
印刷所　凸版印刷株式会社
製本所　牧製本印刷株式会社

装丁&本文デザイン　平山貴文
本文イラスト　すがわらけいこ
図版作成　（株）クラップス
写真協力　（株）インナービジョン
DTP制作　（株）昭和ブライト
編　　集　小山豊（エム・シー・プレス）
　　　　　中山博邦（小学館）
制　　作　森川和勇、粕谷裕次、高橋浩子
宣　　伝　島田由紀
販　　売　広幡文子

ISBN4-09-387557-X　　2005 Printed in Japan